U0331916

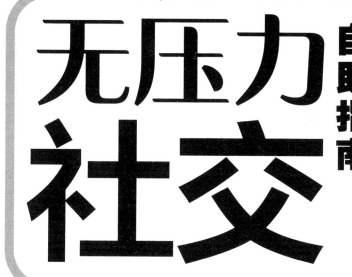

无压力社交

自助指南

一本写给『社交恐惧』人士的

OVERCOMING
SOCIAL ANXIETY
AND SHYNESS

A SELF-HELP
GUIDE USING COGNITIVE
BEHAVIOURAL TECHNIQUES

[英] **吉莉恩·巴特勒** Gillian Butler 著

程斯露 译

中国华侨出版社
·北京·

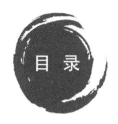

目 录

致　谢　1

第一部分　了解什么是社交焦虑

1　什么是社交焦虑　004

定义社交焦虑　005

社交焦虑的症状　008

对定义的延伸：身为社交焦虑者是一种怎样的体验？　011

社交焦虑的种类　017

一些误解　018

社交恐惧有多么普遍？　019

焦虑在不同文化中的表现　020

2　关于害羞　022

关于害羞的事实和数据　022

害羞是不是社交焦虑的一种形式？　024

害羞的症状　025

害羞与内向　026

害羞的影响　027

害羞与责备　029

害羞的好处　030

害羞与粗鲁　031

文化差异　033

启示　034

3　思维的核心作用　036

当提到"思维"时，我们指的是什么？　037

注意力水平　038

自动化思维水平　039

潜在信念和猜想　041

社交焦虑中的意象　043

社交场合的意义　046

4　是什么导致了社交焦虑？　048

生物因素：你与生俱来的特质　050

环境因素：在你身上发生了什么　053

糟糕的或创伤性的经历　058

不同人生阶段的要求　059

当前的压力　060

这些因素如何相互作用？　061

一些总结的话　062

5　社交焦虑的模型　064

目前对于社交焦虑的认知模型　065

对社交焦虑持续发展的主要历程的解释　070

涉及安全行为的恶性循环例子　072

在恶性循环中自我关注起核心作用的例子　075

涉及信念与猜想的恶性循环例子　076

其他有关恶性循环的例子　078

关于改变思维模式的主要建议　080

第二部分　克服社交焦虑

6　出发点　086

一个基本观点　087

确定你的目标　087

跟踪你的进展　090

勇于尝试并调整步调　093

有益和有害的处理方法　094

进行无压活动：一种平衡的理念　095

摆脱孤独和寂寞感的第一步　096

一些需要铭记的建议　096

一些常见问题的答案　098

7　减少自我关注　105

练习一：练习转移注意力　106

自我关注的影响　108

练习二：自我意识是如何影响你的？　111

减少自我关注　112

充分利用观察：训练好奇心　119

对自我意识与安全行为的补充说明　121

8 改变思维模式 124

不同种类的想法 125

改变思维模式的主要策略 127

第一步：弄清楚你在想些什么 128

第二步：找到替代性的思维模式 135

结合所有方法 144

制作一些记忆卡片，帮助自己更好地记住新的思维模式 147

9 改变行为模式 150

改变行为模式意味着什么？ 152

改变行为模式的方法：微型实验 154

改变安全行为 156

停止逃避，直面恐惧 164

记录你的实验 166

其他实验 167

你应该学着做正确的事吗？ 168

一些关于传统的题外话 169

冒险与犯错 170

一些关于改变行为模式的看法 171

要是尝试冒险后，改变行为模式使我感到焦虑怎么办？ 173

10 建立信心 176

信心来自哪里？ 176

信心（Confidence）和自信心（Self- Confidence）是否有所不同？ 178

按"理想中的样子"表现自己 179

获得成功 180

潜在信念和猜想 181

改变潜在的或起阻碍作用的信念　185

搜索更多信息　192

建立更加积极的信念　197

改变猜想　198

记忆卡片，帮助你记住主要内容　202

11　总结：设计一个自己的自助策略　204

对克服社交焦虑的策略的总结　205

不同的策略之间是怎样互相配合的？　207

一些需要记住的原则　209

赢得别人的帮助　210

一些普遍的困难　210

第三部分　一些补充建议

12　关于意志坚定　218

平衡被动性与激进性　218

改变你自己，而不是别人　221

具有说"不"的信心　222

谈判技巧　225

应对艰难的时刻　226

找到平衡点　231

13　遭受欺凌的后遗症　233

有关欺凌的一些事实　233

欺凌造成的一些影响　235

对欺凌的反应　238

理解欺凌行为　239

克服欺凌造成的长期影响　240

总结　244

14　放松与正念　246

放松是需要学习的　247

第一步：准备　248

第二步：练习　249

第三步：应用　251

第四步：延伸　253

附录　254

致 谢

　　本书借鉴了很多外部资料，我的任务便是将它们汇编到这本书中，并使读者从中获益。如果本书真的对读者们有帮助的话，我觉得有必要做出以下声明来感谢这些个人的或专业的意见。我与家人、朋友、同事、学生和患者在社交焦虑问题上进行过很多沟通，这在很大程度上丰富了本书的结构与内容。自20世纪80年代初对这个课题产生兴趣后，我便一直坚持与他们交流，从未中断过。我很喜欢研究这个课题，它使我振奋，并带给我很多乐趣。尤其是在最近，它产生了一些非常深远的影响。因此，我希望感谢这4位同事，他们富有开拓性和创造性的想法在社交焦虑研究领域里对纠正错误的治疗方法产生了极大的影响，他们是：戴维·克拉克、梅拉妮·芬内尔、安·哈克曼、阿德里安·韦尔斯。

OVERCOMING SOCIAL ANXIETY AND SHYNESS

A self-help guide using
Cognitive Behavioural Techniques

第一部分

了解什么是社交焦虑

克服一个问题的前提是对它进行深入的了解。虽然大家可能想跳过这一部分，立刻开始着手解决自己的心理问题，但是第一部分的5章内容对大家还是很有帮助的。第一章详细介绍了什么是社交焦虑，可以帮助你确定自己(或他人)是否存在这方面的问题。它能帮助你辨别心理障碍的各种表现形式以及造成影响的不同途径。第2章的主题则是害羞。它详细地介绍了社交焦虑和害羞之间的异同。社交焦虑和害羞在本书的其他章节中被统称为"社交焦虑"，同时由于二者具有相似的症状和不良影响，它们的治疗方法也非常相似。第3章介绍了思维模式对克服社交焦虑的重要意义，并提供了一些可以参考的改善方法。第4章解答了一些社交焦虑者最关心的问题：是什么导致了社交焦虑？最后，第5章解释了社交焦虑的运作机制，帮助我们准确地找到自己需要着重解决的问题，进而克服它。

1

什么是社交焦虑

社交焦虑（Social Anxiety）是对一个人在与他人交往时产生畏惧、紧张和焦虑感这一现象的简称。一些遭受社交焦虑困扰的人会声称他们只是害羞，而且生来如此。但另外一些面临同样问题的人却一点儿都不害羞。因此，害羞与否并不是判断个体是否是社交焦虑者的唯一标准。社交焦虑使人们认为自己会做出一些引人奚落或令自己尴尬的事，同时它也会使人们觉得他人都在对自己指指点点，因此变得悲观消极。当然，对嘲笑和尴尬的恐惧感具有一定的约束力，同时它能使你具有自我意识（Self-Conscious）①：使你觉察到自己真的可能做出某些不好的行为。谁会想让别人看到自己笨拙、信心不足或因害羞而面色发红的一面呢？社交焦虑者通常认为与别人的交往会揭露一个令他们痛苦的事实：他们会因缺乏信心而遭到别人的反驳、忽视、指责或拒绝。

这些想法会给正常的人际交往带来很大的困扰，使人们变得不善言谈、倾听或交友。通常这会进一步造成孤独感和寂寞感。对于大多数社

---

① 自我意识是一种高度的自我觉知。当一个人意识到自己正在被观察，或感到"每个人都在看着自己"时可能会产生一种不愉快的自我意识。——编者注

交焦虑者来说，令他们备受折磨的就是社交焦虑会妨碍自己与他人建立亲密关系，或是找到一个能共度一生的伴侣。

社交焦虑者对他人通常怀有一种亲切的感觉，同时他们的个性在别人看来也具有一定吸引力。他们甚至可能会颇具幽默感、活力十足、心胸宽广、温柔善良、善解人意、谨慎认真、有趣、安静或激情等品质，而且他们倾向于选择那些使他们感到愉悦的方式处理事情。但是在社交时他们很难感到愉悦，来自社交的焦虑感往往会使他们将这些优点隐藏起来。这种焦虑感会阻碍他们进行表达，长此以往会导致表达能力严重退化。他们慢慢会对自己的可爱之处失去信心。克服社交焦虑所带来的最直接的好处之一便是使人们更好地展现自己的优点，并且更好地享受（而不是害怕）这一过程。它可以使你发现，或者说，重新发现自我。当你意识到没有人的社交表现是完美的，每个人都会犯错误时，它最终会使你信任自己，而不是怀疑自己。犯错误是没关系的——这只是人生中的一小部分而已，你没有必要因此贬低自己。

定义社交焦虑

定义问题是一个很重要的步骤，因为它可以使我们将注意力集中于社交焦虑中最令人困扰的方面。正是这些方面使人们痛苦不堪，备受煎熬。

社交焦虑是正常的。每一个人都会在某个时候产生这种体会（因此每个人在某种程度上都知道它是怎么一回事）。那种认为它永远不会再发生的观点是很荒唐的。事实上，试图寻找一种能"根治"社交焦虑的方法也是徒劳的。相反，在发现社交焦虑这一问题时就试图对它进行定义，并试图找出使它不断发展的原因，有助于我们开始治疗工作。正如你将在第5章读到的那样，专注改变这些，特别是学会减少自我意识能起到很大作用。它能减轻痛苦和压力，并帮你过上理想的生活。但首先，你需要明白社交焦虑是什么。

对社交焦虑的种类划分、定义以及诊断一般沿用美国心理学会的《精神疾病诊断与统计手册》（DSM-5，2013）中社交焦虑障碍（Social Anxiety Disorder）[①]的条目。其中有以下4个主要诊断标准：

1.在面对陌生人或潜在的观察者时，对一种或多种社交行为产生显著且长期持续的恐惧感。患者担心自己会做出令自己遭受嘲笑或置自己于尴尬境地的行为（或出现焦虑征兆）。值得注意的是，社交恐惧症患者通常不会真的做出那样的事，他们只是不得不担忧自己将会那样做。这些症状甚至不用表露出来。人们只要相信这样的事情有发生的可能性，并为此感到惊慌失措，便符合这一标准。

2.处在令自己恐惧的社交场合中时，几乎无法避免产生恐惧感。对不同的患者来说，触发社交焦虑的线索也是多种多样的：打电话，与人长时间交谈，进入一个充满人的房间，当众吃东西或发信息，当众演讲……对他们来讲，要完成这些事几乎是不可能的。当然，在一般意义上的焦虑和病理学意义上的焦虑之间并没有一个硬性、简明的分界，焦虑是有很多种程度的。而正常的焦虑通常是间歇性的，并且不久就会消失。每个人都或多或少经历过"状态不佳"的时期，比如刚入职时，要通过种种考验来实现别人对自己的期望。在这种情况下，一些人可能更有自信心，因此显得游刃有余，而另一些人则可能有不同程度的焦虑，因此会经历

---

① 　也称社交恐惧症（Social Phobia）。——编者注

更久的"状态不佳"的时期。

3.认识到自己的恐惧感是不合理的或是过度的。社交焦虑障碍导致的结果之一就是患者往往能意识到造成焦虑的事物其实并不危险，而且他人通常不会因此焦虑。但是意识到这一点反而会使情况更糟糕——患者会更焦虑、更缺乏自信或认为自己能力不足。

4.尽可能回避可能会导致自己恐惧的社交场合或在这些场合中倍感煎熬。人们对这些场合的回避是出于天性的，因为自我保护是人类的本能。恐惧感能够警示潜在的危险。停留在这种场合中对患者来说是有风险的。社交焦虑者通常是非常不想被隔离或孤立的，但他们却没有办法切断恐惧感的来源：其他人和关于他人对自己看法的猜测。和他人的沟通（比如在购物、旅游或工作中）是无法避免的，而社交焦虑者们渴望工作、结交朋友和拥有归属感。因此，他们往往会忍受着恐惧，或者试图减弱潜在风险，使自己感到更加安全。当恐惧感很强烈时，患者使用这种方法也是合情合理的。

为了突出正常社交焦虑与病理意义上的社交焦虑障碍(用于诊断的专业术语)之间的区别，该诊断手册增添了一些更加具有普适性的标准：该心理障碍是否妨碍了患者的生活并持续造成了超过6个月的显著焦虑感。且不论这些标准是否使社交焦虑障碍的诊断更加完善，临床上对焦虑感"显著"程度的诊断也没有一个清晰的标准。最常见的一种社交焦虑障碍就是对当众演讲的恐惧（大约75%的社交焦虑者害怕在公众场合演讲）。但是，对当众演讲怀有一定程度的恐惧是再常见不过的现象了。事实上，它甚至比人们对死亡的恐惧还要常见。

这两种社交恐惧是能够被区分开的。一些人的社交恐惧仅限于少数几种社交场合，比如当众吃东西或与性感的人相处；对于其他患者来说恐惧感的来源范围则更加广泛，可能涉及大多数社交场合。在这本书中，我们使用的称呼是"社交焦虑"而不是"社交焦虑障碍"，因为两者之间没有一个硬性而简明的区分方法，而且社交焦虑障碍还存在技术上的诊断困难。焦虑是社交恐惧患者的内心感受，而且在大多数情况下更加通俗易懂。另外，无论症状的轻重程度、间歇或持续性如何，这种称呼都适用于我们了解并找到解决问题的方法。

害羞是我们要提到的另一个术语，害羞的人可能会同意前面对于焦虑症状的很多描述。选择用这个术语并不是因为它简洁，而是因为它与社交焦虑有很大的共性，即使它并不具有"心理诊断"方面的意义。我们将会在第2章中进一步说明相关的内容。与害羞相比，社交焦虑更为人所知。心理学家们最近才开始研究害羞，但是，害羞与社交焦虑之间的相似之处却很多。而且对社交焦虑症状的一些描述也同样适用于害羞。但是，这并不表明害羞要被"诊断"为一种心理问题。不管是害羞还是社交焦虑，都具有不同的程度。而且它们所引起的不良影响也有大有小。

社交焦虑的症状

对于社交焦虑的定义是我们理解这个问题的基础。接下来就是要思考社交焦虑究竟对你产生了什么影响。最主要的症状是什么？表格1.1列出了4种主要症状并搭配了相应的例子。没有两个人会有完全相同的症状，而且现实中的症状远比表格中的丰富。如果你的症状没有被列在表格中，你完全可以自己添进去。为了更好地评估自身的问题，大家最好仔细反思社交焦虑是怎样影响你的思想、行为、生理和情绪及感受的。虽然在一开始就确定自己的症状比较困难，但你是能在表里找到符合自己情况的症状的。结合你在社交焦虑方面的实际经历来仔细思考并利用该表格是很有帮助的。

表格1.1：社交焦虑的各类症状及例子

对思想的影响

· 过度关注别人对自己的看法

· 很难集中注意力或回忆起别人说过的话

· 过度注意自我，对自己说过的话或做过的事过度在意

· 对事情可能发生的意外过度担忧

· 在事情发生后，仍然觉得自己可能做错了什么

· 大脑出现空白——无法思考该说些什么

对行为的影响

· 说话时语速急促、声音纤弱、含糊不清、思路混乱

· 闪避对方的视线

· 避免成为别人关注的焦点

· 规避风险——尽量待在"安全区"，和"安全"的人交谈，谈论"安全"的话题

· 尽可能回避麻烦的社交场合或场景

对生理的影响

· 别人能够观察到的焦虑体征，比如面色发红、出汗或颤抖

· 感到紧张，身体感到疼痛无法放松下来

· 焦虑情绪：心跳加快、头晕目眩、恶心呕吐或呼吸困难

对情绪和感受的影响

· 紧张、焦虑、害怕、担忧、产生自我意识

· 对自己或他人感到失望或愤怒

· 不自信，自卑

· 感到悲伤、消极、对现实无能为力

　　在实际情况中这些症状都交织在一起，因此上述想法、行为、生理反应和情绪及感受会以某种方式相互联系、相互作用。比如，当感觉自己看起来很蠢时，一个人就可能会产生自我意识，所以会闪避别人的视线，企图消失在人海中，而这样做又会导致自己浑身颤抖，心跳加速。又比如，在感到激动以及恐慌时，人就很难想出要说的话，甚至会说出一些无意义的话，并因此感到很尴尬。这些思想、感受（包括身心两方面的情绪和感受）和行为之间的相互作用使得人们很难确定焦虑始自何时。第5章详细地介绍了社交焦虑的各个方面是如何相互作用的。

对定义的延伸：
身为社交焦虑者是一种怎样的体验？

　　前面的定义以及对一系列症状的描述让我们对社交焦虑这个问题有了更清楚的了解，但是它们并非患者的全部感受。社交焦虑可以影响一个人生活的方方面面，因此它也会产生各种各样的后果。

规避社交焦虑的隐秘方式

　　一些社交焦虑者会尽可能避免与朋友出游、见面或参加一些较为正式的社交场合，比如婚礼。但是另一些社交焦虑者则会坚持参加那些使他们恐惧的社交活动，考虑到对他们来说规避这些社交场合也不是难事，所以这样的做法看似表明社交焦虑没有严重影响他们的生活。但是，这样的看法其实忽视了那些规避社交焦虑的隐秘方式，比如小声说话和碎步疾走。表格1.2中列出了其中的一些方式。事实上如果你忽视这些方式（不管你怎么看待它们，比如，觉得它们是无害的），就无法从中获得经验教训。因此，无论它们有多么隐秘，你都要重视这些方式，因为它们可能导致问题的进一步发展。

表格1.2：规避社交焦虑的隐秘方式

· 在进入一个充满人的房间前，等待别人的陪同

· 参加聚会时充当分发东西的角色，以免和人交谈

· 推迟做一些事情，比如和邻居见面或在购物高峰期前往超市

· 当一个令你焦虑的人向你走来时，选择转身回避

- 避免谈论私人问题
- 发现别人在看着自己，会停下手中在做的事情
- 不在公共场所吃饭

躲避行为就是避免做那些可能会使你焦虑的事。

安全行为

对于社交焦虑者来说，他人是自己焦虑的来源，并且一个困难之处就在于自己永远无法预测别人会做出什么事来。任何时候他们都可能（也许是不经意地）"使你处于两难境地"，即做出一些令社交焦虑者感到很难应对的事。比如，问你一些非常直接的问题，将你介绍给你非常惧怕的人（顶头上司或房间里最有魅力的人），询问你的看法，从你身边走开去和别人攀谈。因此在和别人相处时，你时常能体会到危险，但这种危险非常模糊以至于你也不知道自己该回避什么。这样一来，你自然会把重心放在怎样使自己更有"安全感"上。社交焦虑者有自己的一套"安全行为"，即为规避风险而做出的一系列动作：为避免眼神交流而注视地板，通过化浓妆来掩盖自己因紧张而发红的脸色，为了防止发热或出冷汗而穿着轻薄的衣服，会议一结束就离开会议室以避开会后的闲聊。表格1.3列出了"安全行为"的其他例子。

阅读这个表格时，你可能会发现很多行为之间存在矛盾，比如保持安静和努力推进谈话。这是因为不同的人会通过做不同的事来获取安全感。对于一些人来说，安全就是尽可能少说话并且避免说错话。他们觉

得这样一来自己就不会显得像个傻瓜；另一些人则觉得安全就是努力推动谈话。当沉默持续了很久时，即使没话找话，他们也要尽可能地发言。

表格1.3：安全行为的例子

· 不断"演练"自己想说的话，在心里检查这些话是否正确

· 说话很慢，声音很小，或说话很快甚至都不停下来喘口气

· 试图把自己的手或脸藏起来，用手掩着嘴

· 紧紧地抓着东西，将双腿紧锁以防颤抖

· 将头发放下来遮住自己的脸，通过穿衣服来遮挡一些特定的身体部位

· 试图娱乐大家并讲一些笑话，或从不尝试讲笑话

· 从不对别人说自己的事或自身感受，不发表个人意见

· 从不谈论有风险或有争议的事，一直唯唯诺诺

· 穿很别致的衣服（非常体面），或从不穿显眼的衣服（为了不引人注意）

· 只跟使自己感到安全的人谈话或只聊一些安全的话题

· 总在想有没有办法"逃跑"，不能完全参与互动

安全行为就是一些社交焦虑者做出的使自己感到安全的行为。

很多安全行为的本质都是试图避免引起别人注意。

拖延

社交焦虑会在不经意间发生在你身上，并且让你觉得自己被压倒了。部分原因就在于别人的行为是不可预测的，而另一部分原因则是患

者内心对这些行为的恐惧感具有持续性。因此预期性焦虑（Anticipatory Anxiety）也会随之而来。如果对未来有过多担忧，内心就会充满对事情的消极看法，比如："万一，我说不出话来？其他人互相都认识但我却不然？别人想要我主动发言？我说话的声音发颤？"等。不安和忧虑会使一个人觉得参加一些团体活动很困难，比如球赛之后的酒会、工作日的午休、聚会、探望朋友一类别人通常会感到轻松愉快的事。

即使这些活动结束了，患者也有可能感到更进一步的焦虑。关于这些场面的回忆会不断出现在他们的脑海中，促使他们做出一些类似于机场工作人员在飞机侥幸脱险后的"事后反思"。社交焦虑者会反复思考自己和别人的互动过程，就好像是自己在这个过程中"惊险地避开了事故"。他们会将注意力放在自己可能做"错"的、自己觉得做得不妥的或使自己感到尴尬的事上，并不断揣测别人对这些事的反应，甚至包括一些主观的想法。这些揣测使社交焦虑者变得更加消极，在每一次互动后，有时甚至只是短暂的接触后，他们都会进行一场自我批判："我怎么这么不可救药 / 没用 / 糊涂 / 蠢笨 / 和别人不一样 / 笨拙。"社交焦虑者对自己的批判简直是无穷无尽的。

当然，我们有时候确实会做出一些令自己尴尬的事。我们都会记得自己做过一些使自己哭笑不得、面色发红、难为情甚至想钻到地缝里的事。并且每次回忆起这些事情都会唤醒当时的尴尬感。即使这件事发生在凌晨4点钟，并且没有人会注意到自己正因此而感到尴尬、面色发红。事后反思本身并非"不正常"，事实上我们可能以此来处理一些"高压"经历。在彻底消化这些事情之前，我们可能会在脑子里不断重温这些经历。因此，这种"事后反思"也是社交恐惧经历的一种反映。但是，就如我们接下来要讲的那样，它会渗透在我们的经历中而非得到消解。这种"事后反思"在很大程度上是构筑在社交焦虑者内心的想法或他们认为的别人具有的想法上的，而非真实发生过的事情或别人真实的想法上。这些所谓的"反思"都是不必要的，因为它们的基础是猜想而并非事实。

自尊、自信和自卑

社交焦虑使你感到自己是与众不同的，但是这种不同体现在不好的方面，比如比别人差或古怪。由此一来，它会直接影响你的自尊（自我价值感）和自信（对自己能力的信心）。你会觉得别人在忽视或拒绝你，并倾向于消极地理解别人的行为，比如当别人看着你或是和你说话时，感到对方对自己有意见。你觉得自己时刻处于受到别人的指责和批评的风险中，就好像自己的软弱和笨拙就要被看穿了一样。因此，你可能长期处于紧张的状态中，或者感觉自己在惊险地躲开一个又一个潜在的危险。很多社交焦虑者都觉得他人在了解自己后，就会直截了当地拒绝自己，因此将自己本来的样子深深地隐藏起来，即使他们本身并没有什么问题。当然，这使得他们很难发表自己的看法或感想。他们也可能觉得别人都不会受到社交焦虑困扰，或者别人都很少表现出自己软弱、笨拙的一面，又或者别人都不关心他人的看法。但实际上，无论是对别人的看法无动于衷还是过分关注都会给一个人造成很大困扰。

消沉和抑郁，失望和愤懑

在需要掩饰自己的一部分个性时，人便会感到低落消极。因此毫不意外地，长期的社交焦虑会使人感到悲观失望。它可以使你丧失斗志、郁郁寡欢、焦虑不安、愤懑不已。对其他人来说很容易的事情对你来说却可能难如登天。焦虑无疑是和社交焦虑关系最密切的情绪了。

焦虑对行为的影响

　　严重的焦虑对患者的日常行为甚至行动能力都会造成一定的损害。它使患者不能最大程度地发挥自己的潜能，或取得自己期望的成就。适度的焦虑有时是有益处的。比如参加面试或考试时，它能够激发人们的斗志，鼓励鞭策人们，使他们能够更好地集中注意力。但是更多时候，焦虑会使人们心事重重，难以发挥正常水平。从短期来看，社交焦虑会妨碍一个人正常地做自己想做的或能做的事。从长期来看，它会造成大范围的影响，比如在职业生涯、私人关系、友情、工作或娱乐活动中。

表格 1.4：连锁反应的例子

在和别人交往或被别人观察时，你感到害怕和难受

↓

你害怕做那些会使自己难堪或遭到嘲笑的事情。你觉得别人会察觉这一切并指责你

↓

当感到焦虑时，你会将注意力聚焦在内部，即自己的身上，并对自己的感受和行为异常敏感

↓

这使你没有办法将注意力完全集中在别人身上，于是你误认为社交环境变

得令人难受、充满威胁且极度危险

↓

你企图通过避免过度复杂的操作，尽量使用安全行为（那些会让你感到安全的方式）的方式来保护自己

↓

最终你害怕遭到冷落、批评或拒绝。你开始猜想社交会朝着对你不利的方向发展

↓

这种焦虑感使你一刻都不能轻松舒适地做你自己。久而久之，你的自信心和自尊心也会受到侵害

↓

如果这个问题影响了你的生活，你可能会时不时感到恼怒、伤心、缺乏勇气或沮丧

社交焦虑的种类

社交焦虑可能会只影响生活的某一部分，比如在公共场合吃饭、谈话，也可能会如影随形，影响一个人生活的方方面面。一些社交焦虑者能够恰当地应对工作中的"社交焦虑"。而当他们获得晋升机会并开始管理其他人时，这个问题就会变得十分严峻，因为他们将处于一个更加"显眼"的位置。对他们来说，自己可能无法接受这样的晋升，因为如此一来他们就不得不更加频繁地出入会议厅为自己负责的部门述职，进行演

讲，参加培训，或组织、督察别人的工作并为其他人的工作负责。这些人会拒绝晋升，在自己力所能及的工作岗位上止步不前，无法充分发挥自己的潜能。

另一些社交焦虑者能够正常工作，他们之中的一些人处于非常高调甚至是带有大量社交内容的工作岗位，比如销售或公关。但他们仅仅在有规律可循的情况下才能做到游刃有余。他们在实验室、计算机房或操作中心工作时可能感到很轻松，但是在毫无"章法"可言的社交聚会或处理不包含在他们的职责内的事务时则会感到惊慌失措，显得很难结交朋友，尤其难以参与一些闲谈。即使工作上很成功，这些人还是会感到孤独，而且社交焦虑有时会使他们错失建立亲密友谊的机会。

很多人都患有很严重的"约会焦虑"，这种程度的焦虑十分常见，以至于患有这种社交焦虑可以被当作是一件很正常的事。当一个人患有"约会焦虑"时，会因为无法向自己喜欢的人表达自己的心意或无法进一步接近并了解他们而倍感痛苦。有的社交焦虑者可能只有一两个好朋友，而且只有处于自己熟悉的领域里时（比如和自己的爱人及家人在一起时）才会感到舒服和安心。对他们来说，社交焦虑阻碍他们结交新朋友，搬到陌生的地方去以及完成自己的梦想，并限制他们的生活。社交焦虑的表现形式是很多样的。

一些误解

两种类似的焦虑可能会被视为社交焦虑，即：表现焦虑（Performance Anxiety）和怯场（Stage Fright）。对表现焦虑者来说，当自己必须发挥出最佳水平或表现得十分出色时，他们会感到极其焦虑。当一件事确实至关重要，并涉及自我评价时，表现焦虑往往会发生。其他人对他们的评价可能还不如他们对自己的评价重要。他们十分清楚自己的技巧和能力是没问题的，只是害怕压力会使自己发挥失常。

怯场或许算得上是表现焦虑的一种。怯场时，一个人甚至可能因为紧张而动弹不得。但是，怯场仅限于要当众表演的人，他们在其他情况下往往都是善于社交的。

有一种与此相关但截然相反的看法。这种看法认为，公众人物（尤其是演员）不会患有社交焦虑。这种看法的依据是：公众人物如果会因过度在意别人的评价而倍感焦虑，是无法出现在公众面前并进行忘我的表演的。但这种看法被证实是错误的：很多演员，包括那些要进行各类公开表演的人，是可能在其他社交场合中感到羞怯或焦虑的，但他们在表演时却可以巧妙地隐藏自己的焦虑。他们可能不经意地利用自己饰演的角色避免焦虑，而并非像其他人一样做出"安全行为"。

社交恐惧有多么普遍？

要精确估算这类数据（比如社交恐惧的发生频率）是很难的。而且我们之前已经说过，所谓诊断仅仅指的是临床诊断。目前的研究表明，有12%的人可能会在一生中的某个阶段表现出符合社交焦虑障碍一系列临床诊断标准的症状。在大部分国家里，社交焦虑障碍患者的性别比例基本是均衡的，尽管受到文化影响，不同性别的诊断精确度可能有所不同。例如，在过去（现在的某些地区可能仍存在这样的情况）比起女性，男性在患有心理障碍时更难寻求帮助，并且也更容易借酒消愁。通过对酒精及相关物质成瘾问题的治疗，专家们发现社交焦虑往往是此类问题的诱因。人们通过酒精或其他物质来排遣社交焦虑，有时即使成瘾问题得到了治疗，社交焦虑症状也依然存在，或在未来复发。或许因为隐藏社交焦虑有无数种方法，而且有时患者也不愿意谈论自己的问题，所以目前对社交焦虑发生频率的估测才会有如此低的精确度。

有趣的是，大约40%的美国成年人会说自己"害羞"，而我们有时也不能确定他们真正想表达什么。他们有可能指的是较低程度的社交焦虑，对其他人在场的敏感性，或是拥有大多数孩子的经历——来自腼腆时期的童年阴影一直延续到成年阶段，抑或是不自信。但是我们都知道，与社交焦虑相比，害羞这一现象更常见。关于害羞的本质和影响，我们将会在后面的章节中进行进一步的介绍。

焦虑在不同文化中的表现

社交焦虑者广泛地分布在全世界。其本质无疑会因当地习俗而有所不同，不过任何地方的人们都会害怕发生令自己尴尬的事或遭到别人的嘲笑。因此，社交焦虑的发生也取决于人们所处的环境、相处的人们以及成长环境的社会习俗。被称为"头脑发热"的情绪表现在地中海地区是很常见的，而在北欧却相反。一种在日本可能被认为是失礼的行为，在美国却没有丝毫不妥，反之亦然。例如，在日本与刚认识不久的人进行过多的眼神接触是一件很令人尴尬的事，但是在美国，即使对方是你刚认识的人或重要的人物，你如果在谈话时避免直视对方的眼睛，就会被认为是有所隐瞒。在这里，我们需要说明一点：从来不存在一套单独的社会传统，但是却存在很多不同的"社会认可"的行为，这完全取决于你所处的环境。即使是在相同的地方，同一行为对18岁和80岁的人来说也会有不同的含义。

重点内容

· 偶尔感到社交焦虑是很正常的。实际上这是一个非常普遍的现象。

· 社交焦虑者觉得别人对自己的看法很消极，并害怕自己在公众场合中的一些行为会使场面尴尬或招致冷落。

· 社交焦虑造成的影响主要有四种：影响一个人的思维、行为、生理及情绪和感受。

· 社交焦虑者会尽可能避开那些对他们而言很危险的社交场合，尽可能让自己更加安全。他们会在事前紧张或在事后焦虑，感到生气、消极、自卑或焦虑。

· 社交焦虑可能会影响生活的方方面面，即私人生活或个人工作。

· 社交焦虑的症状对每个人来说都有所不同，也会随时间地点而变化。

· 想要克服社交焦虑并不一定要弄清楚它产生的具体原因。

2

关于害羞

对于害羞及其影响的描述与社交焦虑是不同的，因为害羞并不能被诊断为一种心理问题，且目前并不存在普遍认可的标准，所以人们无法对害羞进行定义。尽管如此，在某些方面害羞比社交焦虑或社交恐惧更好理解，因为它更常见，尤其是对处于青春期以及成年早期的人群来说。很多人曾经历过害羞的不同阶段，其中的很多经历都给他们带来了相当大的痛苦。他们懂得，或很容易回忆起，当他们参与各种社交活动时害羞使他们畏惧与不安。目前针对害羞的研究更加细化，且大多数是在美国进行的。这些成果为人们研究害羞的本质及影响提供了更加丰富的资料。在这里我们列举了一些研究成果。

关于害羞的事实和数据

研究小组发现仅有大约5%的成年人相信他们从未感到过害羞，大约80%的人则声称他们在童年或青春期经历过间歇性的害羞，随着年龄的增长，这其中约50%的人的症状得到了缓解，但仍然有相当数量的人会在一些社交场合中感到害羞。在美国，大约40%的成年人觉得自己容易害羞，而且在加利福尼亚州，这一比例正在缓慢增长。害羞这一感觉并不会自生自灭，相反的是，它会不断给人们制造更多的麻烦。

尽管研究人员仍未找到害羞者的比例不断增长的原因，但是目前存在一些关于现代社会诱因的有趣观点。比如，有人提到，与过去相比现代社会的人们在社交方面得到的锻炼更少。遇到问题时，过去人们倾向于直接向他人求助，而现在他们只需要上网就能解决了，并不需要与人当面交流。

无论是在办公室还是在家里，很多人花了大部分时间面对电子屏幕而非另一个活生生的人，无论是要进行复杂的商业交易，完成常规的重复性作业，读新闻，还是和朋友们聊天。贸易往来以及社会交往（包括和具有相同兴趣的人建立联系，或仅仅只是闲聊）都可以通过电子化的方式实现，这样一来，可以帮助人们在与他人进行面对面交流时克服害羞，建立自信心的社交方式就不复存在了。这种社交方式也遵循着一套完全不同的"沟通法则"——某些特定的技巧和新的"语言"。

即使这些网络上的社交方法在某些方面很成功（也非常吸引人），它们在某些方面却缺乏约束性，比如保持礼貌、友好，照顾他人的情绪。它们并不要求用户了解他人在沟通背后的真实用意，或你们建立的联系对对方的意义。别人也不需要和你一同欢笑，或将目光投向你，或与你一同处理尴尬的安静。对于一个害羞且不知道该如何做这些事的人，或一个害怕被他人评价、打量或批评指责的人来说，这无疑是一种解脱。使用计算机并不会使人产生强烈的自我意识，除非有人在旁观他使用计算机。

这些变化是科学进步的一个产物，它将那些没能紧跟潮流的人丢到了"另一个世界"。社交媒体是一个成功的例子，它让人们在互不相见的情况下，建立起了具有社会连贯性的、更加顺畅轻松的沟通方式，尽管它使这些人在情感上被隔绝了。在不进行即时对话的情况下，人们也能"聊天"——分享信息、笑话、照片（包括自拍）。这种沟通方式是非常成功且有趣的，但是这样一来，人们便很难培养体察社交中的微妙线索或差别的能力，而面对面交流则能实现这一点，这种能力也是社交自信心的来源。

当然，科技进步对害羞的影响可能在某种程度上被夸大了，其他的因素可能也具有极大的影响。但是值得注意的是，害羞在人生早期是一种必然出现的心理状态，而非特殊的情况，并且随着人不断成长，害羞的程度一般会有所减轻。害羞几乎会影响每一个人的童年，但是仅会继续影响半数以下的成年人（美国人）。因此很可能存在一些对转变速度造成影响的因素，比如利用电子手段进行沟通。学习一些关于害羞及其影响的知识是很有帮助的。

害羞是不是社交焦虑的一种形式？

一种简单的回答就是，害羞和社交焦虑之间有相同点和不同点，由于人们对这两种问题的研究时间都不是很长，所以仍然有很多东西值得我们探索。不管怎样，这种巨大的相似性使得两者相互交织，因此相似的应对措施对它们都有着很好的效果。

害羞既包括轻微的社交障碍，也包括与社交焦虑障碍明显不同的极端孤僻和拘谨。不过，害羞与社交焦虑之间的一个主要不同之处就是——至少对于一部人来说，害羞是一种短暂的心理问题。它可能会在童年时期持续几个月或几年，或在青少年时期复发，或间歇性持续发生。比如，在经历了两性交往的初期阶段后，双方就不会感到害羞了。很多人在克服最初的害羞后，就不会再经历社交焦虑了。

害羞的症状

害羞的人往往会躲避社交，喜欢独来独往。或许正是因为这一点，害羞的主要症状和前一章讲过的社交焦虑的症状看起来非常相似。它们都包括身体和心理上的不舒服、拘谨、极度自我关注（Self-Focus）、强烈的自我意识。这些主观的想法会使他们有一种自己将要犯错误的直觉，好像其他人都知道自己要做什么，并能恰当地解读各种信息。这样一来，这些人便感到自己被暴露在其他人面前，并对下一刻的来临感到无比恐惧，内心极度紧张，甚至无法忽视自己的心跳声，以及自己滚烫变红的脸。害羞者的这种特殊的信念反映了这样一种处于弱势的思想，好像自己总被别人视为不称职、不可爱或缺乏吸引力的人。他们对害羞的反应也会对症状产生影响，一般来讲，害羞出现得越频繁，症状持续的时间也就越长，与之相关的体验也就越糟糕。

在两种情境下，害羞的感觉会尤其强烈：一种是与处在领导地位的人交往，另一种是进行一对一交往，且当对方对异性颇具吸引力时。在与他人逐渐亲密起来的过程中，害羞者会变得更容易害羞，尤其是当他们需要在一群人中发起活动或表达自己的想法时。在生气或愤怒时，害羞者更加容易感到困扰，因为这些人往往希望避免公开的分歧，或者对自己的自我控制能力（在积极或消极情绪方面）缺乏信心。

目前人们已经有足够的依据对两种相似的害羞进行区分。第一种是儿童在年幼时对陌生人表现出的警觉性（Wariness）。从进化论的角度来看这是不难理解的。同时，这也可以很好地解释为什么害羞普遍发生在童年时代。这一现象出现在所有文化中，而且目前没有找到任何能防止它发生的方法，也没有任何防止它的必要。随着年龄增长，大多数孩子都能逐渐摆脱这个问题，或者至少在很大程度上降低它的影响。那些在童年时代缺乏相应锻炼的人，在学会与陌生人互动，以及区分一个陌生人是"危险的"还是"安全的"等方面需要更多的时间。家庭成员的相似性很明显也会对此造成影响，我们会在第4章中对造成社交焦虑的因素进行更细致的讨论。

第二种害羞很明显与社交焦虑密切相关，它主要表现为禁止（Inhibition）或过度担忧他人的评价。这种害羞可能植根于对他人看法的过度敏感，它的症状会不断发展，且更容易发生在那些较难摆脱"警觉性"害羞的人群身上。无论如何，我们目前还没有办法确定大部分害羞者是否同时具有两种害羞症状，并且我们对这几种类型的害羞的一般发展模式知之甚少（尤其是对那些后期才饱受社交焦虑折磨的人群），我们目前也无法确定这种区分方法在实际应用时能否帮助患者克服不同种类的害羞。

害羞与内向

警觉性与禁止是害羞与内向的两大主要区别。比起社交，内向的人们更倾向于独处。他们在安静的环境下工作效率最高，通常来讲他们都是很好的倾听者，而且习惯在深思熟虑后发言。他们不像外向者那样追求社交带来的刺激感，而是专注于通过完成自己感兴趣的活动来获取满足感，无论这是否需要与他人互动。

内向者与社交焦虑者的区别就在于，社交并不是一种令内向者恐惧和紧张的事情，他们甚至可以从中获得体贴而静谧的享受。内向者并不需要克服种种困难就可以与人建立友谊和亲密关系。他们追求独处和从事个人活动的机会，并非因为他们孤独或寂寞，而是因为这是他们的生活方式。内向者有可能成为一个好领导，并且也乐于进行公众演讲，而这些是社交焦虑者极难做到的。

这说明害羞的人们，尤其是社交焦虑者，既有可能是内向者也可能是外向者。他们可能有爱社交的天性，也可能恰好相反，并且问题的形态也会因其社交倾向而改变。对于一个害羞的外向者来说，他们可能觉得参与安排周密的社交活动更加容易，因为如此一来他们就知道自己应该做什么了，不会因为害怕"做错事"而太过焦虑。相应地，参与更加私密或未经周密安排的社交活动对他们来说也更加困难。有些自相矛盾的是，一个内向的害羞者可能比外向的害羞者承受更少的煎熬，因为他们独自一人也能获得满足感。

害羞的影响

目前的研究显示，害羞的主要影响与社交焦虑的非常相似。我们将其总结在表格2.1中。

表格2.1：害羞的主要影响

(该表格与表格1.1具有相似性)

· 产生过度的自我意识及自我觉知（Self-Awareness）[①]

· 担心他人做出的消极评价，在意别人的看法或评价

· 觉得自己信心不足、令人讨厌或缺乏吸引力

· 回避及退缩，产生发自内心的畏缩，社交参与度低

· 自我保护：用一种让他们感到安全的方式行事，比如小声说话或穿不显眼的衣服

· 很难主动发起活动或明确表达个人意见

· 感到焦虑、担忧、受挫或郁闷

· 出现生理症状，比如脸红或其他紧张的生理表现

附注：害羞的人并不一定真的比其他人丑、愚笨或能力低，但是他们自己可能这样认为。

　　此外，害羞可以造成一些间接影响。比如，感到害羞时，人们可能会过度关注自己，心事重重，因此无法将注意力集中在周围的事物或自己正在做的事上。当他们感到迷惑时就会做出一些笨拙的事，比如碰倒一杯饮料，被台阶绊倒，撞到椅子或桌子上。害羞的人一般不会比其他人更加笨拙，但令他们懊恼的是，他们更容易在尴尬的场合做出笨拙的事，

[①]　自我意识是一种自我反省的能力，也是一种将自己作为一个独立于环境和他人的个体来认识的能力。——编者注

他们往往不想过度吸引别人的注意力，渴望自己在他人面前表现得不像内心那样尴尬。

有趣的是，害羞的孩子受到的影响比人们想象中的少。他们的自尊以及交朋友的能力在一开始并不会遭到破坏。但是，害羞如果长期持续，就能不断影响他们的生活。因此，与那些成功克服童年期害羞的人相比，那些在成年期仍受害羞困扰的人更可能从事自己不喜欢的工作，更难充分发挥自己的潜力，或者赚更少的钱。这可能导致的后果就是，很多人慢慢会变得缺乏自尊。出乎意料的是，他们的身体健康也更容易出问题。据说这是因为他们太过于害羞以至于很难相信别人，他们也难以向他人倾诉个人问题或是会让大部分人觉得敏感和尴尬的事。因此，他们可能无法获得足够多的专业意见，在自己压力大或感到抑郁时，也更难得到其他人的帮助。心理学研究告诉我们，无论是通过面对面交流的方式还是其他方式（比如写作或通过音乐、诗歌及体育锻炼），建立一个良好的支持体系，表达自己的感受，有助于人们克服各种困难。自我表达有利于人们更快地康复，这样做能减轻长期心理压力或压抑带来的疲劳感，一定程度上增强人们对于小病小灾的防御力。

害羞与责备

很多害羞的人都以害羞为耻，即使这不是他们的过错，而且他们会因为不能克服问题而责备自己。尽管在大多数情况下，他们觉得长期坚持做一件事是很困难的，甚至向自己的问题宣战都不简单。就像社交焦虑者一样，他们倾向于忽视或贬低自己的成就，并且认为自己在社交时的顺利表现只不过是"靠运气"。他们会记得自己表现笨拙或做错事的时候，甚至念念不忘。在听到一些含糊的评价时，比如"你看起来好像挺安静"，害羞的人会将其解读为消极的评价，而且与不害羞的人相比，他们更容易记住这些评价。他们一生都觉得他人对自己的看法很消极。而且当被要求描述自己时，他们会使用很多消极的词汇。

害羞的好处

考虑到害羞会带来那么多消极影响，得知害羞也会带来很多好处时，你可能会觉得惊讶。害羞对于很多人来说是一个吸引人的特质。虽然了解一个害羞的人是一件很困难的事，但是这种困难反而激发了别人的好奇心，人们因而想更深入地了解他，就好像他是一个仍待解决的谜题。此外，这一过程往往会带来出乎意料的惊喜。当一个害羞的人逐渐回应别人的照顾，敞开自己的心胸，变得更加自信时，一直帮助他的朋友也会有更好的自我感觉，比如感到自己更加善解人意，乐于助人。害羞与一些颇受英国人尊敬的特质紧密相关，比如：保守。并且它可以演变为谦逊，这与一些社会上公认的令人嫌恶的特质（比如傲慢、喧闹、自以为是、一意孤行或自负）截然相反。

另一种观点是，害羞不是什么过错。确实有一些人想当然地觉得害羞是一种吸引人的特质，而且利用自己的害羞（真正的或是"伪装的"）令别人对自己产生好奇心。害羞有时像是一个邀请函，邀请别人关注——这里有隐藏的特质尚待发掘，或一个谜题尚待解决。人们通过不同的方式利用害羞，甚至会因此招致批评。比如一个人太过频繁地眨眼，人们就会觉得这个人企图控制别人，即使在大多数情况下，人们这样做的初衷并不是为了使别人做出自己期望的回应，或在陌生的环境下，使自己更好地捕捉到社交线索。在自己变得自信之前，表现得害羞或保守比表现得勇敢或毫无拘束更加安全，尤其是当一个人害怕在社交中做错事或需要一定的时间来建立社会关系时。这样一来，人们就能做足准备，比如：弄清每一个人是谁，以及该怎样应对他们；避免在社交时做出失礼的事，例如坐错位置或是一个人把草莓全吃光了。

也许害羞的程度无论是过轻还是过重都会对一个人产生负面影响。一定程度的害羞可以令一个人的行为更加适度，尤其是当他被一个人吸引，并且不顾对方意愿、时机或场合，大肆向对方献殷勤时。将社交手段转化为一段"真实"的感情被公认是一种社交能力。例如，使一群人开怀大笑或讲一些笑话，但这样做的前提是找到合适的时机。毫不害羞的人往往会忽视这些问题，甚至做出一些过分的事，而这些事对于害羞的人来说是无比尴尬的（哪怕只是在电视上看看），因此他们会对这些人敬而远之。但是话说回来，这些狂放不羁的人却可以使聚会的气氛更加热闹。要是他们身边那些更为谨慎的人可以适当地做出提醒，他们的行为会收敛一些的。

害羞与粗鲁

对打扰、顶撞他人或行为粗鲁的畏惧感是与害羞息息相关的。对害羞的人来说，向他人提问是一件很难的事，当然一些询问问题的方式确实是莽撞无礼的，这也是我们接下来要重点探讨的内容。一些问题可能会显得多管闲事，比如涉及太多个人隐私，出于毫无意义的好奇心或使别人觉得好像在接受盘问。有一些问题很显然是粗鲁的："你怎么变得这么有钱？""为什么他这么胖？"儿童能很快克制住自己询问这些问题的欲望，即使他们具有天然的好奇心。

是什么使这些问题颇具风险性，特别是对那些害羞的人来说？其中一个原因就是这些问题都带有强烈的社交性，这也容易使一个人显得很粗鲁。人们了解他人的一个主要途径就是问问题，但是谈话的内容是否合理却因人而异。为了保持礼貌并且合乎文化习俗，人们必须对这些传统足够重视。因此，在童年时期，我们都要学习一系列社交礼仪，比如不要打扰别人，不要说太多的话，不要使别人不安。我们也要学习哪些事情是不对的、粗鲁的、不被社会认可的。但是，由于有各式各样的传统，即使是背景相同而年龄不同的人们相处起来，也难免发生失礼或粗鲁的事。或许由于害羞的人更希望避免犯错，并时时留心做错事的后果，因此社交对于他们来说就像在穿越雷区。或许是因为犯错的后果对他们来说更严重，一时不慎犯了错误似乎就会使他们信心不足，不讨人喜欢，甚至遭到拒绝。抑或是因为在他们的成长过程中，此类错误确实造成过可怕的后果。

弄清粗鲁的界限是很必要的，但是我们在小时候，常常会听到相互矛盾的要求，比如"当我和你说话时要看着我"和"不要像那样盯着我"，因此只了解规矩的话，还是不知道该怎么做。例外的情况层出不穷，而且这些规矩通常都受某种场合限定。害羞的人不确定该怎样适应，而且也很难做到特立独行。在这种情况下，误解经常会产生。比如，一个人会这样想："如果他想让我知道，会主动告诉我的"，并且因为怕冒犯别人不敢问任何问题。但是另一方则认为："她不问任何问题，一定是没有兴趣"，这样一来，双方都选择了沉默，尽管他们的本意并非如此。

社交时学会对他人保持足够的敏感，就可能缩小社交"雷区"的范围。学会捕捉信号，在出错时灵活应变是很重要的。但当一个人的自我意识过强时，他往往很难做到这些。害羞及社交焦虑的人因为自我觉知和过度自我关注而忽视别人，因此更可能冒犯别人。但是同时，社交焦虑又会使他们谨小慎微，更不容易出错。所以，社交焦虑者可能会同时具有两方面的问题。

文化差异

尽管害羞无处不在，它的表现程度却有地域差异。当然，没有人曾经试图在全世界每一个国家和地区收集关于不同种类的害羞的数据。尽管如此，针对该问题研究人员已经得到了一些数据。比如，在以色列的成年人中，害羞者约占1/3。而在日本，这一比例大约是2/3。在任何文化中，这一现象都没有明显的性别差异，这说明，害羞在男性和女性中的发生比率是大致相当的。但是，受文化影响，人们对害羞的男性和女性的态度也有所不同。一般来说，害羞与人的性格特征有关，人们普遍更喜欢害羞的女性。害羞的中年妇女可能会一直害羞下去，但由于自己过着以家庭为中心的传统生活，身处熟悉的社会中，所以不会认为这是一个大问题。但害羞的男性则会试图通过各种方法掩盖自己的害羞。他们学会如何在"游戏规则"下或工作环境内掩饰自己，并扮演职责所要求的角色。无论是男性还是女性，全世界的人都知道喝下一杯酒后，他们就会在社交时感到更放松，因此社交焦虑者都会用酒精放松自己，提高自信心。

从观察的结果来看，人们对害羞的态度具有很大的文化差异。在更加凸显个人主义的西方文化中，害羞意味着弱势，害羞的青少年很容易在学校遭受欺凌。而在东方的集体主义文化下，害羞被认为是一种尊敬、礼让或考虑周到的表现，人们通常认为这是一个好的领导所具备的特性。

启示

很明显，害羞和社交焦虑是紧密联系着的。它们的症状和影响都有很多重合的地方，而且治疗社交焦虑的方法也适用于害羞。

在本书的剩余章节中，我们会将社交焦虑和害羞统称为**社交焦虑**。这表明一些观点同时适用于社交焦虑和害羞。另外，无论你的症状是社交焦虑还是害羞，本书介绍的方法对你来说都很有意义。

重点内容

· 害羞几乎是一个世界性难题，尽管50%的成年人都能克服童年时期的害羞。

· 害羞的症状和社交焦虑的非常相似。

· 害羞和内向有所不同。内向的人追求一种体贴而静谧的生活方式，而害羞的人既有可能是内向的，也有可能是外向的。

· 害羞的影响是很广泛的，有些与社交焦虑的很相似，并且会影响一个人生活的方方面面，无论是在工作上还是生活中。

· 害羞有好处也有坏处，甚至可能成为一种吸引人的特质。我们的社交生活能如此丰富可能就得益于社会中有许多不同性格的人：害羞和谨小慎微的、勇敢和放荡不羁的。

· 害羞的人可能会害怕冒犯别人，因此会尽量避免犯该类错误。

· 害羞的具体内涵可能因文化差异而有所不同，但是它在男性和女性中发生的比率大致相同。

· 社交焦虑这一术语从现在开始同时指社交焦虑和害羞。

3

思维的核心作用

社交焦虑植根于一个人的思想中。社交焦虑者认为别人对自己的评价很差，或者对自己议论纷纷，即自己时刻处于出丑和被嘲讽的风险中。更严重的是，他们会揣测别人的想法，并且深以为然。"他们不想让我加入他们""他们觉得我很奇怪""他们不喜欢我"。他们可能发自内心地觉得自己很不正常或怪异，认为自己不是集体中的一员，甚至觉得自己一定会做出一些尴尬的事，暴露自己的无能而遭到拒绝，他们嘴上虽然没有这样说，心里面却是这样想的。当然，社交焦虑所带来的恐惧感、焦虑感和紧张感都和这些想法有关。

因此，个人想法在社交焦虑中起了核心作用。认识到这点对于克服这一问题具有非常关键的作用。最主要的一点是想法决定感受（行为），这也是推动认知行为疗法发展的一个主要理念。一个人的想法可以引发焦虑（"我把自己搞得像个傻瓜"），并一发不可收拾。想着"我不知道该说什么"或"他们都在对我指指点点，觉得我像个傻瓜"只会加重消极情绪，并影响与其他人交往时自己的表现。另外，个人的态度、信念和猜想也会使自己更容易受到社交焦虑的影响："要是我展现真实的自己，别人就不会喜欢我了""我喜欢的任何人都不会喜欢我""我与他人不同，我很古怪"。这些想法会进一步加重或延长他们的焦虑。如果他们能够改变自己的想法，就可以进一步改变自己的感受甚至行为。本章的主题是如何理解思维在社交焦虑中的核心作用。

当提到"思维"时，我们指的是什么？

句子有开头的大写字母和句尾的句号，而思维则不然。我们仅仅在表达它们时会运用句子。一些想法是很容易识别的，比如"他们都在看着我"或"我做错了"，另一些则更加困难，部分原因是它们很难用句子表述：比如，一个人觉得自己无论如何就是"做不到"某些事。确实如此，一些我们思考过的、明白的或记得的事很难用语言来描述。思维，或者说认知，包括很多深入内心的事物或直接的想法：例如态度、观念和期望；记忆、印象和意象（Image）①；信念和猜想。有许多词汇可以用来描述内心的想法。一些认知很容易分辨，另一些却很困难。了解想法和感觉之间的关系的一个方法就是区分不同程度的认知：注意力水平，自动化思维水平，深层次的潜在信念和猜想。我们先来详细介绍它们，再探讨意象的特殊作用。

---

① 人脑中存在的一种心理形象，来源于人的记忆和想象。表象既可以是真实的，也可以是虚构的。——编者注

注意力水平

首先，社交焦虑会影响你的关注点，即你注意的事物。

　　当朱迪与她的老板迈克尔进行交谈时，她突然开始感到发热出汗。她认定自己的脸变红了，于是想把自己的脸隐藏起来。她注意到他好像离她很遥远，这也令她感到困惑不已。她无法听清他在说什么，也不知道自己是不是做错了什么事。

　　唐正在听身边两个同事之间开的玩笑。他觉得他们好像在往自己这边看，他感到自己的内心在退缩，似乎打算躲在"壳"里来保护自己。他开始被自己的恐惧所控制。他担心他们想和自己搭话。他觉得自己太过害怕和虚弱，无法回应对方的话，更别提要想出什么俏皮话来逗别人笑了。他担心自己不参与谈话会给别人留下不好的印象。

当朱迪和唐开始焦虑时，他们都注意到了自己内心的想法，也注意到了他们认为自己面色发红和想打退堂鼓的内心感受。他们都觉得参与周围发生的事很困难，并且会将注意力集中在自己的身上。当一切结束之后，他们很容易就记住了自己当时感到多么恐惧和愚蠢，甚至比记住别人当时真正说过的话或做过的事还容易。

这些例子展示了社交焦虑是如何使社交焦虑者将注意力集中在自己身上的，以及自我关注是如何使人的自我意识不断提升的。产生社交焦虑时，我们会非常痛苦地臆想出自己的很多短处。颤抖和面色发红等状况出现时，我们很难忽视这些生理变化，一旦我们开始对此感到忧心忡忡，它们就会占据我们的内心，使我们无法将注意力放在别人身上。在上文的例子中，朱迪确信自己漏掉了老板对她说的话；在对方将视线投向自己时，唐"缩进了自己的壳里"，完全不知道对方在说什么或接下来要做什么。事后他只能回忆起当时对方的语气。

大多数社交焦虑者都觉得他人在注视着自己，而且惧怕成为焦点。当然，朱迪和唐都首先注意到了别人。他们在有潜在威胁的环境中充满了警戒性，试图躲避任何可能出现的危险。这种"过度警戒性"（Hypervigilance）是一种确保自身安全的自然机制，会将一个人的注意力引向潜在的威胁，因此朱迪和唐所在意的事与一种特定的问题有关，即：社交焦虑。朱迪在这种情况下感觉自己很卑微，行为不恰当，并且非常惧怕和上级谈话。当她发觉迈克尔好像离自己很遥远时，她就开始反思自己是不是做错了什么。唐认为自己很笨拙，并推断别人会觉得自己太过严肃、冥顽不灵。实际上他注意到的仅仅是不远处的欢声笑语，以及投向自己的视线。

人们注意到的事情就是自己心里想的事情。社交焦虑者更倾向于将注意力集中在自己的身上，对威胁过度警觉，并且只会注意并记住那些符合自己恐惧想法的事情。

自动化思维水平

任何发生在我们身上的事都会引发我们的思考。即使我们对此并不自知，也会一直想着它们，而且我们的想法会折射出我们是如何解读及评估这些事情的。有时候这些想法是正确的；有时候可能会过于乐观，就好像我们在透过玫瑰色的眼镜观察这个世界；有时候可能会过于悲观，就好像我们只能注意到消极的事情。因此，当有陌生人朝我微笑时，通常来讲我会觉得他们很友善、积极向上或他们认为我长得很漂亮。但是对于悲观的人来说，他们会觉得很难受，并且觉得别人只是做做样子而已。社交焦虑者很可能怀有严重的偏见，消极地解读各种事物，就好像整个世界充满了威胁，他们缺乏足够的资源来应对这些威胁。对这些人来说，"消极自动化思维"(Negative Automatic Thoughts)占据了他们的内心。表格3.1列出了一些存在于社交焦虑中的消极自动化思维。

表格3.1：一些关于社交焦虑中的消极自动化思维的例子

· 我会表现得很蠢

· 他们觉得我傻、不好、无聊

· 我会失去自控，并且暴露自己是个社交焦虑者

· 每个人都在看我

· 我不是他们中的一员

· 他们可以看出我很紧张

· 我无法集中注意力，或者进行思考

· 我说的一切都很荒谬

· 这很恐怖，完全是一个灾难

· 他们不喜欢我

· 我总是做错事

潜在信念和猜想

这些思维模式反映了人们长久以来的生活理念或生活态度。正常来说，人们并不需要用语言把自己的信念和猜想表达出来。如果你坚信大多数人是正直善良、值得信任的，就没有必要把它说出来，除非你有这样做的理由。只有在心存怀疑或被别人询问的情况下，你才有可能把它说出来。比如，当别人请你帮他写一封推荐信时，你有可能仔细思考他是否真诚正直，并将自己对他的印象写成句子。与此同时，你可能会回想自己对他的了解，并回忆起这个人的品性、举止、说话方式、态度、履历等。

关于他人的信念和猜想往往基于大量的信息：直接接触、观察，来自别人的信息，自己的感知，了解到的信息，自己的记忆，别人对他的看法，等等。一些可能会反映出他是一个正直的、值得信赖的人，而另一些却不符合这个形象。潜在的信念和猜想能反映出基本的，通常是非口头性的态度和印象，并且这些真实的感受很难用语言准确地表达出来。

就像给他人写推荐信一样，当你想要评价别人时，很难做到不偏不倚。正确评价你自己可能比这个更困难。部分原因就在于一个人很容易受到主观印象影响，加上我们都倾向于用自己的方式接触世界、处理事务，并把自己的信念和猜想当作生活准则。这些信念将我们用来看待世界的"眼镜"的镜片染上不同颜色。猜想则在此基础上构成了我们的生活准则。因此，你如果认为人都是正直善良的，就可能会认为"如果我真诚地对待别人，他们也会这样对待我"。如果你觉得其他人都是充满敌意、爱挑剔的，你可能会认为"如果我过多地暴露了自己，别人会发现我的弱点并进一步利用它们"。

表格3.2列举了一些社交焦虑者的普遍信念和猜想。这些信念是关于事物是"什么"或看起来像"什么"的陈述句。它们反映出个体对自身的想法和态度（"我一直在做错事"），对别人的想法（"其他人好像从来都知道该怎么做"），对世界上的事物的看法（"灾难会在瞬间发生"）。这些信念，无论是关于自己的，还是关于他人甚至是世界的，都对你的思维模式、自我感知和行为举止有很大的影响，因此会影响你与他人的互动方式。它们也与社交焦虑息息相关，相信通过阅读上文和下面的表格，你也能发现这点。表格中列举出的一些信念就好像同一个表述的几种变体，我们这样列举的原因是，虽然人们有相似的信念，但是每个人的表述方式却有很大不同。

表格3.2：信念和猜想的例子

信念

· 我很古怪、怪异、和别人不一样、沉闷、愚蠢或缺乏吸引力

· 我很卑微，举止不合时宜，不受欢迎或不受人喜爱

· 我无法改变自己，我很愚蠢，我没有希望了

· 我喜欢的人都不会喜欢我

· 其他人都不喜欢紧张的、不安的、安静的或害羞的人

· 人们一直在对我指指点点，鸡蛋里挑骨头或关注我做错的事

· 所有的事情都会有一种正确的做法

· 违反社会规则和传统是错误的

假想

· 我必须保持风趣，否则人们就不会喜欢我

- 我如果一个人待着，绝对会不开心

- 想要受到欢迎的话，我就必须做正确的事

- 别人如果想了解我，会让我知道的

- 如果一段谈话很糟糕，那么出错的一定是我

- 如果我暴露弱点的话，人们就会利用它

这些猜想就像生活的规则，它们与克服社交焦虑的方法策略息息相关。如果你觉得某次谈话向糟糕的方向发展是你的错误，那么你就倾向于证实自己参与过的其他谈话都不糟糕，无论这个结果是由于你尽可能躲避谈话、说对的话、提前安排好自己要说的话、让别人掌握主动权从而可以不暴露自己的想法，还是使用了其他的方法。有类似猜想的人可能会用不同的方式处理相同的问题。同时，正如我们之前提到过的，他们会使用不同的方式来保证自己的安全。

社交焦虑中的意象

每个人都有不同的意象偏好。一些人不常使用意象，但是另一些人可能会一直使用意象，并且会以视觉图像的形式重历那些事件，就像在看视频一样。有时候这些意象完全是视觉性的，但是有时它们也具有听觉性或其他感觉性，仿佛所有的感觉都可以为这些遗留下来的意象服务。这会发生在所有人身上，无论是社交焦虑者还是非社交焦虑者。

这些意象具有极大的瞬时性。它们用一种极有效的方法保存了大量

的信息，因此经常可以引发强烈的情感。它们来去迅速，有时速度太快以至于人们在停下来自问或反思自己之前，甚至都没有注意到它们。

有时当人们注意到自己的情绪有些不可言说或很难解释的变化时，他们会思考自己的脑海里是否还存在任何与之有关的意象。比如，一位饱受社交焦虑困扰的女士在受到一位长辈的问询时突然感到紧张，之后才意识到自己的紧张感是由以前的一个意象引发的，当时自己因为舅舅问的一个非常尴尬的私人问题而脸红。这件事发生在一次家庭聚会中，他当着很多人的面开玩笑似的问起她和另一个男人（舅舅误以为那是她的男朋友）之间的关系。当她澄清自己和那个男人之间并没有什么特殊关系时，舅舅不断地取笑她，暗示她是因为太尴尬而不敢承认事实。这两个场景具有相似性，因此场景二的意象会突然再次闪现，并在场景一中引发紧张感和尴尬感。

这些意象一般都是在某些回忆的基础上形成的，并且可能对一个人的感觉产生很强烈且直接的影响，即使它们可能更类似于一种整体的印象，并不清晰、准确。因此在同学面前表现得很愚蠢或因某事被错怪的经历可能只会留下一幅生动的画面，而再次经历类似的场景时，这个画面可能会再一次出现，并且引发同样的情感。比如某个人具有类似的声音，说了类似的话，提到了类似的词，或者长得像曾使自己焦虑的人时。

当人们观察涉及自己的意象时，他们可以通过两种方式看待自己在意象中的位置：他们可能会由外而内地看待自己，也就是说，透过别人的视角来看自己，或者由内而外看待自己，从自己的视角来看待自己。由内而外地看待事物时，人们会将注意力集中在他人身上，进而更好地收集关于自己的准确信息：自己的感受和反应——自己有没有在聆听，投入注意力，对正在发生的事产生兴趣，等等。

但是很多研究报告表明，与其他人相比，社交焦虑者更容易产生第一种意象，即由外而内地看待自己。他们经常通过自己假想中的别人的视角来看待自己。如果他们感到很热或受到困扰，他们就会在意象中看到自己感到很热或受到困扰（即使在现实中别人是无法观察到这些的）。这会造成一系列影响。首先，因为他们对自己的感觉更加在意，并担心自己在别人面前必定看起来很差劲，所以他们的感觉会更糟。其次，他们会对自己的外貌更加在意，即便他们的想法是错误的，这也会使他们变得更加自卑。再次，由于过分关注自己，他们难以关注他人，因而很难确定当时在发生什么事，或事件意味着什么。最后，意象反映了社交焦虑者内心惧怕的事而非事实。如果他们害怕自己表现得很愚蠢，那么他们就会在意象中表现得很愚蠢。意象能够有效地传递信息，因此即使转瞬即逝，它们也能立刻产生影响。比如，当一个人在意象中看起来很愚蠢时，他可能会认定别人可以立刻看穿自己的弱点，以及自己的社交能力很差。由此一来，人们会通过意象证实自己的潜在想法，即使实际上意象只是起到了反映并暴露潜在想法的作用。

这种社交焦虑的意象能够解读社交焦虑的各种症状，并说明它们突然恶化的原因。在克服社交焦虑的过程中，它也可以帮助我们在潜意识中控制自己的想象并换一种角度思考。这包括，构建并寻找关于有效沟通的意象和回忆，利用由内而外的新角度观察这些场景，从而在社交中更好地关注其他人以及各种细节。

社交场合的意义

　　上文提到的例子证实了一个人的想法会在相似的场景之间产生联系，以及意象可以高效地传递信息。意象毕竟是产生自内心的。这种内在力量可以影响意象的具体形态。意象源于某些信念和猜想，并且通过图片、文字或其他表现方式反映这些想法（这也就是我们看待这个世界的认知框架）。比如，你脑海中突然闪现一个自己说话结结巴巴的意象，它可能带有一些消极的含义，例如"我总是让自己显得很愚蠢""我不善于和别人谈话"或"别人都不想和我有任何来往"。这些含义经常包含着最重要的认知部分，并且能引发强烈的情感。这些含义就隐藏在社交焦虑者对自己、他人和世界的想法中。当他们感到社交焦虑时，他们头脑中产生的意象恰恰反映了这些想法。

　　当社交焦虑的症状发生改变时，这些含义也会随之改变。当一个人的自信心有所提升时，挫折和失望（比如别人不能陪你看电影）也就失去了它本来的含义，例如遭到拒绝或不被他人所喜欢。这时候，人就能做到将自己置身事外，换一种角度思考，而非一直因遭到拒绝而耿耿于怀，即：尝试用新的方式解读这些信息，比如"或许他们太忙了""或许我需要认识一些新朋友"。

重点内容

· 社交焦虑中起到核心作用的是思维。

· 你的想法会影响你的感觉。这是认知行为疗法的基础。

· 人会产生很多种思考，有的很难用词语来表达。

· 区分三个层次的认知是非常有帮助的：

　　－注意力：社交焦虑者通常只会注意到符合自身恐惧预期的事物，他们的自我意识使他们把注意力集中在自己身上，而留意到这些会使他们的表现更糟糕；

　　－消极自动化思维：它们是人脑中一连串的看法，或是人在内心中与自己或别人的对话；

　　－潜在信念和猜想：对自己、他人和世界的看法，它们彼此关联。

· 意象在社交焦虑中扮演着一种重要的、被人们所忽视的角色。意象经常是转瞬即逝的，但是它们可以引发强烈的情感并反映出隐秘的含义。

· 当社交焦虑发生改变时，社交困难的情况也会发生改变。当症状发生缓解时，它们对你的消极影响就会变弱。

4

是什么导致了社交焦虑?

工作日的下午茶时间,吉姆坐在一群人的中间。他们正在随意地聊着申请年假的新程序。在谈话的间歇,有一个人问他:"你觉得这个变化对你有什么影响? "吉姆的大脑一片空白。他不知道该说什么。他以为所有人都在看着他,紧接着就是一片寂静,他双眼盯着天花板,感觉好像持续了一个世纪之久。最后他含混不清地搪塞了一句:"我不太清楚",谈话随之进行,但他觉得自己好像受到了侮辱,显得愚蠢而尴尬。他很恼怒——自己连这么简单的一个问题都回答不上来。他觉得这样一来自己在别人眼中就显得更无能了。

是什么导致了吉姆的焦虑? 很多人的第一反应是:"其他人"。某人问了吉姆一个问题,然后所有人都在吉姆回答的时候看着他,因此对于吉姆来说,其他人就是问题产生的原因。这个问题使得他的大脑一片空白,引发了导致他尴尬的一系列事件,并最终使他在别人面前显得愚蠢。他因此为自己的表现感到恼怒、焦虑,认为整个事情都使他受到了侮辱。如果没有人问他问题的话,这一切都不会发生。

问题的产生显然涉及更多方面，同时这种思维模式产生的问题是很严重的：造成问题的直接原因仅仅是众多原因中的一个。造成该问题的因素往往是很复杂的，这就是为什么针对某一种社交焦虑，我们通常很难回答社交焦虑患者询问的"为什么？"或"为什么偏偏是我（患上了社交焦虑）？"等问题。这一问题的成因有很多，并且会通过不同方式造成影响。不同的事物对不同的人来说重要性也不同，我们将其中一些最主要的原因列举在了表格4.1中。

表格4.1：社交焦虑产生的原因：一些诱因

生物因素：你生来如此，比如：

· 与生俱来的唤醒系统使得一个人反应迅速，进而容易产生一系列强烈的反应

· 情绪化：更善于或不善于社交，更加外向或内向，更加害羞或更不害羞

· 童年早期存在的语言方面的问题

环境因素：曾经发生在一个人身上的事情，比如：

· 在童年时期与父母或看护者之间的关系

· 被别人评价、责备、夸奖或尊敬等经历

· 学习社交、结交朋友、建立亲密关系、处理纠纷的机会

· 学习处理各种事情的方式，比如，面对现实或逃避现实

糟糕的或遭受创伤的经历，比如：

· 曾遭受欺凌、伤害、遗弃、嘲笑或折磨；曾遭受拒绝

· 在缺乏他人支持的情况下被迫一个人处理所有事情，比如，在双亲都生病、不在自己身边或已经去世时

在人生的不同阶段应对不同的难题，比如：

· 童年时期：学习如何和别人相处，属于害羞阶段

· 青春期：自我定位，逐渐独立，发觉性取向

· 成年期：平衡好自主性与依赖性、控制力与服从之间的关系，即寻求归属感

· 退休后：失去工作角色或工作伙伴

与他人社交关系有关的压力，比如：

· 重要的迁移：搬到新家；朋友或家人搬走

· 重大改变：生下第一个孩子；在团队里工作；管理他人

· 竞争：觉得自己如果不是赢家的话，就一定是输家

其他人并不是问题的来源。他们的所作所为只不过是导火索。

生物因素：你与生俱来的特质

我们都具有一个相同的生物特质——会因目光而感到紧张或害怕。

社交焦虑者经常在不经意间躲避别人的目光。事实上对所有人来说，与他人四目相对都会引发紧张感。这会刺激并唤醒神经，因此长时间不眨眼或目不转睛地保持眼神接触是格外困难的。被别人盯着时，大多数人会感到不舒服（他们会局促不安，继而将目光转向别处），对于动物来说，也是如此。受到猛兽的威胁时，紧盯它们的双眼通常可以阻止危险的发生。蝴蝶的双翅上分布着"眼睛"，在恰当的时机挥动双翅，可以使它们摆脱潜在的捕食者。

我们还共有一些其他的生物特质，不过其中一些会因人而异。在社交焦虑形成的过程中，有两种生物特性起了一定作用：唤醒系统和个性（气质）。接下来我们会讲到这些。

唤醒系统

首先，受到外界刺激时，每个人的神经系统的反应速度和强度都是不同的，所以在表述方面，我们可以将它们区分为较强反应性和较弱反应性。与具有较弱反应性的人相比，具有较强反应性的人所需的反应时间会更短，且其心理变化（比如心率或出汗量）会更加强烈。

一个人对这些差异的描述和理解（用认知科学的术语来讲，就是一个人所赋予它的意义）具有重要的意义，即具有较强反应性并不一定是一件坏事。我们可以理解为一种敏感性，或一种容易产生"过度反应"或"过度敏感"的倾向。较高的唤醒程度或焦虑水平对每个人来说都很难受；它有可能出现在任何人身上，并且人们会适应这种与生俱来的系统。我们都知道焦虑具有家族遗传性，这说明类似于社交焦虑的心理疾病有一部分成因来源于遗传基因。但是，这种所谓的"致病原因"并不是非

常明确的，这说明如果一个人的父母都遭受焦虑的折磨，那么他患有焦
虑障碍的风险就更大，但是他的焦虑类型可能与父母的完全不同。

个性或气质

其次，每一个人的个性或气质都是不一样的。即使是新生婴儿，其
个性差异之大也是格外惊人的。尽管有时只有他们的父母才会注意到这
些。一些婴儿非常安静，另一些则更加活泼；一些看起来更善于社交，另
一些则正好相反。随着他们的成长，其中一些在独处时更加高兴，并且
很善于自娱自乐。另一些则更愿意和别人待在一起。起初所有婴儿都会
对陌生人漠不关心，并且不会因为被别人抱来抱去而感到焦躁。之后，
他们会经历一个害羞的时期，并开始注意到陌生人的存在，当和熟人分
开时，他们很容易就会感到焦躁，但是每个人焦躁的程度是不同的。

当然，即使在孩子满一周岁之前，生物学差异也不是影响孩子对陌
生人的态度的唯一决定因素。婴儿总是会学习周围人的反应，因此他们
可以感受到父母的焦虑。在他们感到焦虑时，父母也许并不能很好地宽
慰他们或使他们安心，他们遇见的陌生人也许不能很好地理解新生儿的
各种需要，以至于做出一些令他们惊慌的事。尽管如此，新生儿的气质
都是不同的，这可能会为社交焦虑的发展提供基础。举例来说，人们发
现童年早期的语言发展问题与个体后来成长为一个社交焦虑者之间存在
联系。

生物学差异不太可能是造成社交焦虑的唯一原因，并且当一个人在
成长过程中经历各种事情时（比如：父母敏感的回应式照料或在恰当的时
机得到了专业的帮助），生物学差异带来的影响也时常不同。拥有一个易

唤起的神经系统、一个不太外向的气质或在学习语言方面存在困难并不会直接引发社交焦虑，就好像一个人即使生来就有一双长腿和运动员的性情也不一定能成为赛跑运动员，很多人拥有这些特质却不擅长或不喜欢跑步。类似地，很多极度敏感的人们虽然具有不擅长社交的性格（或内向）却并没有社交焦虑方面的困扰。

社交焦虑者经常觉得，要是自己的某些方面能变得更好，情况就会完全不一样了。例如自己变得更美丽、苗条、聪明、幽默、有趣、有吸引力、有创造性或想象力。这些幻想背后的原因通常是他们对自己与生俱来的样子很不满意，但是自己对此也无能为力。然而，现实却是相反的。任何人都可以交到朋友，找到伴侣，在社会关系中感到愉悦和自信，这和个体拥有多少财富没有关系。更令人惊讶的是，那些具有吸引力、长相漂亮、头脑聪明和事业成功的人反而可能会具有严重的社交焦虑问题。其他原因（比如环境）都会在一定程度上造成社交焦虑。

环境因素：在你身上发生了什么

社交关系的建立最初发生在家中。无论是和家人还是和外人的关系，都属于社交关系。人们在家中学习重要的社交知识，即：在社交中哪些行为是被允许的，哪些则不然；被爱和不被爱分别意味着什么；你的身份是如何引发别人的喜爱和拒绝的。这些事情在我们的成长过程中如影随形，在这些经历的基础上，我们形成了有关他人对自己看法的信念和猜想。被爱，被家人和朋友喜欢会使我们产生自我价值感，建立自尊并在社交关系中感到自信。

你提取的信息

每个人都有过遭到别人拒绝的经历（说谎，对别人说冷酷或恶毒的话，故意伤害别人），而非仅仅你自己一人。没有哪个父母、老师或成年人能做到永远公平公正，并且时刻照顾有特殊需要的孩子。每个人都常常犯错，因此一个人要想建立起社交自信，他的家庭生活并非完美无缺不可。如果一个人感到自己在成长的过程中"被接纳"并具有归属感，可以依照自己的意愿和他人交流，那么一些小挫折其实并无大碍。

但如果主要信息不是积极有益的，而是消极有害的，那么这些人在与他人社交时可能会产生自我怀疑，对自己的被认可程度、能力和吸引力感到不自信，并担忧别人会如何回应自己；焦虑感就是在自我怀疑的基础上产生的。如果一个人永远无法得知自己是否会被表扬、批评、警告或赶走，并处于孤立无援的境地，那么他就很难建立社交自信。这样的经历可能会造成一些心理痼疾，或仅仅是一些短暂性的障碍，这取决于一些细节，比如这件事发生在家里而不是学校，发生在这一堂课而不是下一堂，或存在一个坚定的支持者，在不同条件下情况可能完全逆转。

我们可以看到，社交焦虑者倾向于想象别人对自己指指点点。他们猜想自己被别人评价，而评价结果则是不合格。人们并不是生来就会这样进行猜想的，我们能做出的最准确预测来自我们在成长中的各种经历。在成长过程中遇到的评价方式使我们知道，我们所在的社会认可什么，不认可什么。这有利于我们在社会接受的程度内规范自己的行为，建立和纠正自己的自信心，并使我们相信别人的拒绝都是片面且暂时的。当然，事情也有可能朝着相反的方向发展。当别人的评论不仅很恶毒而且求全责备、没完没了时，或者当他们不辨事实，不分青红皂白地就随意评论时，我们就有可能感到被拒绝、信心不足或不被认可,进而害怕自己的行为会暴露出潜在的弱点或邪恶的萌芽,即使事实并非如此。之后我们可能会害怕做出暴露自己缺点,低人一等的事来。一个人如果早年经历过很多类似的事情,那么有时候可能连与人交谈都做不到。

信息的意义

在第3章表格3.2中列举出的核心信念和猜想也可以被理解为是对消极"信息"或"意义"的一个总结。社交焦虑者往往会在成年期携带这样的信息,而且它们很可能来源于童年经历。人们从这样的经历中吸取教训,并得出"我必须做正确的事"或"我和别人不一样,我很古怪"等结论。

坏消息是,这样的消极"信息"可以深深植根于你的思想中,因此有时会不由自主地"跳出来",就好像有的人就是"知道"自己不如别人,甚至从不质疑这些猜想。但好消息是,这些"信息"是可以被矫正的。我们从自己的经历中获得这些"信息",但它们很可能源于我们被他人对待的方式,而不是我们本身能力不足或根本不被他人喜欢。在学习克服社交焦虑的过程中,我们大可以忽视这些"信息"。

在撰写(或思考)类似的社交焦虑问题时,我们很容易会把注意力放在出了问题的地方,或导致问题的原因上,因此忘记了那些积极的方面,就像它们与这个问题毫不相关一样。但是当我们在思考这些早年积累的"信息"时,无论它们是消极的还是积极的,我们都需要进行思考,并且站在全局的角度看问题。

每个人在成长的过程中都能认识到自己在有消极的一面的同时,也有积极的一面，比如细致、幽默感、亲切度，或渴望友好地对待别人。但是困难之处就在于，自己的消极一面不但能造成麻烦，而且往往处于主导地位。当事情变得糟糕或自我感觉很差时，我们更容易低估或忽视自己身上具有的积极特质或在童年时期接收的积极信息。这样一来，我们就变得容易焦虑，自怨自艾，虽然事情本来不至于让我们做出这样的反应。

对合适机会的需求

每一个地区的社交世界都不尽相同，我们父母与朋友交流的方式可能与我们这一代大相径庭，比如我们会使用更加多元化的电子手段进行沟通，无论是约会还是日常闲谈。当然我们都知道现在人们聊天的内容和过去大不相同，比如个人情感或性观念。

任何与之有关的微小细节都需要我们通过亲身经历来学习。只在网上聊天并不能让我们拥有完整的交友技能，因为它不能像面对面交谈那样，为我们提供观察别人的行为并敏锐地加以理解的机会。

当没有机会学习完整的社交技能时，人们会处于不利的地位，这些技能包括如何与年纪相仿的人打成一片，与志趣相投的人交朋友，接受别人的聆听，对他人坦白并谈论有关自己的事情，找到别人做出某些举动的原因。对相关经验的缺乏可能会导致社交焦虑；积累相关经验有利于人们克服这些问题。

某些场合的社交规范可能比其他场合的更明确。在那些社交场合中，通常存在标准的、约定俗成的点餐方法，以及相互介绍，进行商业会谈，主持委员会，提出要求或对不恰当的要求说"不"的正确礼仪。

每种语言中都存在与别人谈话的不同方式，这和谈话者之间的关系及场合的正式与否都有关。在这些情况下，唯一的办法就是学习规范。如果身边有一个规范手册可以时时查阅的话，人会感到更加轻松。但是问题就在于，规范手册并不存在。一个人不可能在任何地方都查阅得到这些规范；即便规范手册是存在的，一个人也不可能立刻全部学会。因此成年人往往要在参加不熟悉的社交活动前记住一整套社交规范，并随时准备运用它们。你需要为新的社交场合学习新的规范。学习规范往往是一个过程，无论是参加退休俱乐部还是与银行经理谈判都是如此。有时候你是正确的，有时候则会犯错。你可以通过观察别人的行为或主动询问等方式来学习，但是一开始你可能会结结巴巴、行为笨拙或缺乏礼貌。当你的经历不足以使你掌握这些规矩的时候，你可能会觉得自己在社交中持续处于不利地位。这样的想法是很危险的。我们都知道社交焦虑者在社交时可以和正常人表现得一样好。问题并不在于他们的社交能力，而是焦虑感使他们无法充分发挥自己的社交水平。

从问题中吸取教训

影响社交焦虑的另一个环境因素存在于人们应对困难和焦虑的方式中。我们每个人都会通过亲身实践或观察身边的人来学习这些方式，并将其视为范例。我们都知道从长期来看，直面困难比躲避困难或借酒浇愁要有益得多。因此，即使事情变得不尽如人意时，也有一些人会坚持下去，决不灰心丧气、自暴自弃。比起那些将注意力放在如何逃避问题或隐藏自己脆弱一面的人，这些人能更好地应对焦虑。试图躲避或寻找安全感只会拖延问题，因为这样做时，他们内心的潜台词就是其他的应对方式都是危险或有害的。

糟糕的或创伤性的经历

　　创伤性经历不仅会在发生时带来极端焦虑，并且还会留下伤疤。克服这种经历是很困难的。社交焦虑者反映的一些最普遍的创伤性经历都发生在学校里，其中最明显的就是校园欺凌（在第13章中我们会进一步介绍欺凌带来的影响），其他的经历包括被孤立，认为自己不同或不受他人欢迎，例如因为自己无法改变的特征（比如雀斑、大耳朵、青春痘或超重）而遭受嘲笑。

　　一旦这种经历长期持续，人们会感到自己在遭受显而易见的歧视和彻头彻尾的残忍对待。在这种情况下，一个人接收的信息往往都很消极，比如"我们不想让你加入""你不属于我们中的一员"。或许令你吃惊的是，被孤立也是问题的一部分，这样做也会造成一些不良影响，即便这件事的最初起因是一件好事。比如，当你在家或学校受到表扬时，那些没有受到表扬的人可能会故意找你的碴儿，或者你会因此觉得自己与别人格格不入。

　　遭到拒绝对一个人来说是很压抑的，毫无疑问这可能导致社交焦虑。但是并非每一个遭受过拒绝或经历过糟糕事件的人都会成为社交焦虑者。即使可能造成焦虑的因素有很多，我们目前也无法确定究竟是哪些引发了这一问题。那些糟糕的经历仅仅是一个人全部经历的一部分，因此也只是导致焦虑的众多可能性因素之一。经历这些事情时，那个帮助过他们的人也可能会"起作用"。他们可能会被一个特定的支持者、家庭成员或一段友谊所拯救；或者他们会因此发掘出新的兴趣、技巧或才能，从而帮助自己在困境中建立自信心，保持自尊。

一个人如果被别人以"与别人不同""不被人喜欢""古怪"或"荒谬"等理由（当然，这些评价有可能是完全错误的）孤立，就很容易成为社交焦虑者。当父母、抚养者不在身边或被困难缠身时，一些人需要承担远超自己年龄需要承担的重任，变得疲惫、忧虑，忙于参与周围的社交生活。他们可能过于早熟，脱离了那些还很幼稚的同龄人的领域。当一个人感到抑郁、忧虑或不堪重负时，他会觉得很难玩耍、放松或向别人倾诉。这些经历会把一个人从同龄人中分隔开来，即使在将来这样的隔阂也很难跨越，而且还会让人产生焦虑感。

不同人生阶段的要求

根据大多数社交焦虑者的描述，社交焦虑主要会在以下两个时间节点产生：其一是他们认为自己一直都有社交焦虑，比如从来都很害怕见陌生人，他们会将自己描述为与众不同、古怪或天生害羞的人；其二是他们认为社交焦虑产生于自己的青少年时期或二十岁出头时。青少年在社交中需要克服种种潜在的障碍，逐渐离开家庭，独立自主，寻找伴侣，并在社会中找到自己要扮演的角色。

这些转变对任何人来说都不是一件容易的事，早年遇到的困难很可能在未来演变成"心腹之患"：当你发现自己喜欢的人喜欢着别人时，当搬到一个新的地方后因为害羞而难以交到朋友时，或当你想维护自己的权益，却发现自己只会咄咄逼人一种方式时。

早期形成的行为模式很可能给你未来的生活带来困扰。有些人无论是在家里、学校还是工作场合中都依赖别人，需要别人陪伴，而当孩子长大成人，当自己因工作需要搬到新的环境，当自己退休或与同事逐渐失去联系时，他们更容易感到被孤立（拒绝）。这样一来他们的自信心就会遭到削弱，并且很难（至少是暂时的）适应新的社交环境。

人生的每个阶段都有各自独特的社交挑战。我们从表格4.1中可以看出，社交焦虑可能发生在人生的任何阶段中。

当前的压力

有两类压力最容易引发焦虑。对于那些会因为别人的看法而产生恐惧感的人来说，压力更容易在社交中出现。这两种压力来源于以下两个方面：与朋友、家人或同事的关系和一些能够改变个人交往方式的重大事件。

它们都要求人们具有良好的适应性。在精力不足、缺乏信心的情况下，处理这些事情会消耗很多精力。那些早期问题可能会再次出现。一个刚获得晋升的人可能需要承担更多的责任，但也需要对那些新结识的地位相同的朋友发出指示，在会议中向"重要人物"汇报当前的工作进展和未来的蓝图。这些"重要人物"很可能会进行公开的评论或批评。产后重返职场的女性经常会对很多事情缺乏自信，面临巨大的压力或感到被孤立，在认识新的同事或更自信的人时，她们很容易承受额外的压力。对于她们来说，再一次融入工作环境时，会经历类似缺乏自信的阶段。

这些因素如何相互作用？

当一个问题具有很多潜在原因时，我们很难将它们区分开来。下一章我们将会更加具体地阐述现阶段人们是如何理解社交焦虑的。图4.1中列出了一种更为容易的理解方式。它将造成社交焦虑的主要原因划分为弱点（Vulnerability Factors）和压力（Stresses）。

弱点是一种长期存在的，可以导致焦虑产生的特质，它既可能是生理性的，也可能是心理性的。心理弱点可能来自一个人从早年经历中获取的"信息"。压力包括一个人在特殊时期的需求、一切特定的压力来源或目前对其造成影响的情境。这些压力可能是内部压力，比如对成功的渴望，也可能是外部压力。对不同的人来说，压力的具体内容也不同。

从下图中可以看出，对社交焦虑者来说，特定场合可能会引发他们对自己做出可笑或尴尬的行为的恐惧。一旦他们感到焦虑，就会产生一种恶性循环，使焦虑持续下去。人们对于焦虑的一些反应，比如企图躲

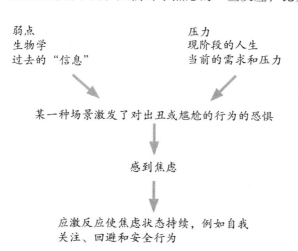

图 4.1　对社交焦虑原因的总结

避问题，担心别人发现自己的异样，局促不安或说话断断续续，会给自己带来消极的反馈，进一步加剧焦虑。因此引发焦虑的因素并不一定是使焦虑进一步发展的因素。专注思考使焦虑不断发展的恶性循环对克服焦虑来说是很重要的一点。打破该循环可以减轻焦虑，有利于我们找到应对压力和弱点的方法，防止其再一次发生。

一些总结的话

人们依赖彼此，且始终如此。比如，在原始时期，一个人如果离群索居，可能会面临生存问题。因此，人们对融入集体的需求可能是天生的，这样有利于增加成功繁殖及抚养子女的概率。人们需要社交生活，不仅是为了保护自己，进行人力分工，更是为了生育繁殖。离群索居、形单影只的生活会对一个人的生存造成威胁，而且人们也很难长期忍受这样的孤独。它使我们感到势单力薄，因此我们不难理解为什么"流放"会成为一种刑罚——遭受敌视与拒绝的经历是非常痛苦的。

一个人如果想成为一个隐士，需要极强的自我约束和忘我状态，部分原因就在于社交支持可以给一个人提供一定程度上的保护。当糟糕的事情发生时，那些得到别人帮助的人面临的处境比其他人要好得多。不过社交生活也不是完全不会带来困难和危险。

对于吉姆来说，当别人问他问题时，这些困难和危险都是显而易见的。当别人问他新的年假安排对他有什么影响时，他变得非常焦虑、结结巴巴。如果其他人不是导致问题的原因，那什么是呢？在吉姆的例子中，我们对他的心理弱点完全不了解，也不知道他之前都有哪些焦虑、需求或压力。

我们只知道他对这一事件的反应（或问题的"表象"），而且这也是很普遍的状况。吉姆的经历主要反映了这个"表象"，因此不仅是吉姆，甚至连我们都想问一句"为什么？"首先，他的内心一片空白，想不出任何要说的话。之后他觉得每个人都在注视着他，并且注意到了之后的寂静。说完话之后他开始被自己的情绪控制——他仿佛受到了伤害，感觉非常尴尬和生气，因此不知道该说什么，最后他只得责备自己，断定自己一定在别人内心留下了很不好的印象，其他人一定觉得自己很无能。

吉姆的例子为我们更好地理解焦虑这个问题提供了线索，并且它也表明我们无须弄清楚导致吉姆焦虑的全部因素就能找到减轻焦虑的方法。吉姆的想法是核心，它反映了当他人的行为引发个体焦虑时，焦虑症状在不同阶段是如何表现的。

重点内容

· 他人并非焦虑的主要成因。导致焦虑的因素有很多。

· 这些因素包括生物学因素和环境因素。

· 我们成长中的各种关系会决定我们如何与别人交往，糟糕的经历会造成长期的影响。

· 社交生活反映了人们在不同人生阶段的不同需求。

· 弱点和压力的结合使人更容易成为社交焦虑者，而恶性循环会使状况进一步发展。

· 即便不知道导致问题的全部原因，我们也能找到减轻社交焦虑的方法。

5

社交焦虑的模型

在1995年，同时身为临床生理学家、研究者和临床医师的戴维·克拉克（David Clark）和阿德里安·韦尔斯（Adrian Wells）发表了一个社交焦虑的新模型。该模型可以帮助我们更好地了解在社交焦虑者感到焦虑时，他身陷何种情境中，又面临着怎样的困难。它解释了恶性循环是如何使焦虑进一步发展的，以及我们该如何处理社交焦虑。本书第二部分中介绍的许多解决方法都是基于该模型的。

当然，之前的一些专家也提出了很多关于社交焦虑的重要想法，而且每个人的解释也不尽相同，即使在目前也是这样。相比之下，克拉克和韦尔斯的模型具有很多优点：该模型背后有诸多可靠的研究支持；该模型借鉴了之前的很多模型，但具有更高的精确度，因此它可以更好地说明应该如何克服社交焦虑；它认可了思维（或认知）在社交焦虑中起到的核心作用。不容置疑的是，随着研究与信息收集的不断推进，该模型可以得到进一步完善。

这些都是很重要的因素，因为在科学领域中，理论永远不是一成不变的。这说明从来都没有一个人可以提出一个颠扑不破的观点。对模型来说，最重要的就是实用性，而该模型被证实非常有用。它背后的假设就是：社交焦虑是可以被理解并解释的。它并非是一个永远令人困惑不已的谜题。我们以何种方式理解它，对我们解决它有很大帮助。比如，它表明社交焦虑症的三个方面（自我关注、思维模式和安全行为）会使症状不断加剧。这些是我们在治疗过程中着重关注的方面。我们将会在第二部分中具体解释如何针对这些方面进行治疗。

另一个假设就是，像这样一个基于临床医师的研究，并借鉴了之前的模型和理论的模型，是极有可能具有很强的合理性的。这足以使社交焦虑者们从中学到一些知识。我们可以通过该方法学到很重要的知识，因为它的适用范围非常广泛，且可以为大多数问题提供解决方法。

目前对于社交焦虑的认知模型

图5.1是根据该模型制成的。我们首先简要介绍该图，之后再详细列举更多临床方面的例子。该模型虽然比较复杂，但值得我们仔细阅读并了解各部分是如何相互作用，并使社交焦虑进一步发展的。

我们知道对于不同的人来说，引发焦虑的场合也有所不同。本图反映了这样的场合可以激发某种信念或猜想。比如，当其他人非常挑剔或做出消极的评论时，一些人会认为这种社交场合是充满威胁或危险的，因此脑中会浮现诸如"我会做错事""我没法像别人那样接近他人"等想法，这些想法会进一步产生压力和焦虑。这类思维模式是社交焦虑的核心成因。

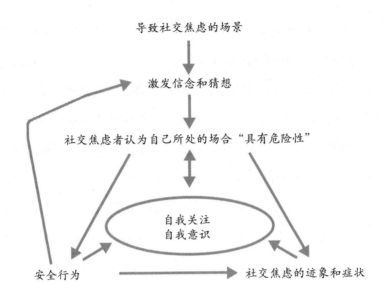

图 5.1　克拉克和韦尔斯建立的社交焦虑模型(Clark & Wells1995)

在这个过程中，社交焦虑者会将注意力放在自己身上。他们会逐渐变得更加关注自我或自卑(上图中心的圆)。随着他们把注意力投向内部，并注意到自己正暴露出社交焦虑和社交能力低下的各种迹象，这些都是使他们感到痛苦的事，他们也害怕别人关注这些事情，他们会开始因为自身或自己接近他人的方式而变得自卑。用专业的术语来描述就是**将自己视为社交物品**，就好像他们能从外界观察自己，如同旁观者一样。

当然，实际上他们无法真的在外界旁观自己的做法，但是他们就是通过这样的方式观察自己的。在第3章中我们提到过，很多社交焦虑者脑海中都有一些与自身焦虑有关的意象，这些意象正是他们认为别人能看到或害怕别人看到的内容。

他们认为这些意象中的自己是"不受欢迎"的，比如面色发红、颤抖不已或结结巴巴，且他们的视角是由外而内的，就好像是在透过别人的眼睛看待自己。

人们越关注自己内心的情感或主观上的弱点，就会越关注自我，身处的场合看起来就会越具有威胁性、危害性或风险性。因此在图5.1中"自我关注"所在的圆环与"社交焦虑者认为自己所处的场合'具有危险性'"之间的箭头是双向的。由于沉浸在内心的世界里，人们更加在意社交焦虑的内部迹象和情感，进而觉得当下的社交场合更加可怕。

我们此刻应该注意到，该社交模型肯定了三种程度的认知起到的核心作用。**自我关注**圆环反映了社交焦虑者在意或关注的事，比如感觉所有人都在关注自己；**消极自动化思维**包括主观上认为社交场合很可怕或将社交场合解读为"具有威胁性或危险性的"，比如"我到时候一定想不出该说些什么"；**潜在信念和猜想**会被某种特定场合激发，比如"我和别人不同。我无法真正融入他们"。这三种思维模式不仅在模型中处于核心地位，同时也是社交焦虑的核心成因。

当一个人主观认定某一社交场合具有威胁性时，两种直接的后果就是做出安全行为与表现出社交焦虑的迹象和症状（正如我们在图的下方列出的那样）。当感到焦虑或害怕时，人的天性就是保护自己的安全，比如选择和"安全"的人谈话，或谈论"安全"的内容；隐藏"真实"的自己，或避免眼神交流。保护自身安全有很多种做法。

无论成功与否，这最终会导致一些结果：个体会认为如果自己不使用这些方法，事情会变得更加糟糕。例如，你可能会觉得，如果你不克制自己的话，每个人都会注意到你在发抖，他们对你的印象也会因此变差；或者你结束发言后觉得自己还不如不发言，你可能会觉得自己暴露了一些不能被他人容忍的方面，因而与他人产生了距离。当人们感到有风险时，就会倾向于保护自己，但是规避风险会让你觉得当下的社交场合是有风险的。由此及彼，社交焦虑就是这样不断发展的。我们在第1章已经对安全行为进行过更细致的介绍，表格1.3也列举了一些普遍的例子。

模型图表明，安全行为主要会通过三种途径引发恶性循环。指向顶部的箭头表明安全行为会使同一种场合一而再，再而三地引发社交焦虑。它们会肯定一个人的潜在信念和猜想，并加强自己"一定要保证安全，否则不好的事情就会发生"的想法。你一直做出保护自己的行为（无论是否必要），这反而会导致你继续做出安全行为，甚至无法认识到那些你所谓的"危险的事"其实完全是无害的，你的安全行为没有任何意义。实际上，那些安全行为就像把大蒜挂起来驱赶吸血鬼一样荒谬——吸血鬼不出现并不代表大蒜具有驱赶吸血鬼的作用。

安全行为第二个事与愿违的方面是，当一个人将注意力放在内部时，他的自我觉知和自我意识会增强（见图中由安全行为指向中心圆的箭头）。这会使社交场合看起来更加可怕。你会通过朝下看来躲避眼神交流（一种安全行为），而这样做意味着你会将注意力放在内心情感上，因而忽视身边发生的事。你无法得知什么时候重新抬头看人是安全的，因此所处的社交场合对你来说仍然是危险的。安全行为（例如避免直视对方）反而会使一个人更易招致关注，当他注意到这一点时，他的自我意识会增强。因此安全行为会使情况变得更糟。

安全行为造成不良影响的第三个方面就是，它会加剧社交焦虑的症状。图片底部连接二者的箭头就表明了这一点。它会使压力、紧张、颤抖或尴尬的程度更加严重。比如，在极度紧张时，企图克制自己反而可能使人颤抖得更加强烈。当一个人尝试使自己表现得不那么沉闷时，他反而更难想出一些幽默的话。安全行为会使你更加紧张，因此你的表达会显得更加不自然。

社交焦虑的迹象和症状（比如心跳加速、出汗、颤抖等生理变化）与紧张感是怎样相互联系起来的呢？该模型表明，那些具有威胁性或危险性的社交场合会引起社交焦虑的迹象和症状，比如双手颤抖，并进一步增强自我意识，因为别人可能会目睹这一切。如此一来，这些场合就会显得更加可怕或危险。如果其他人看到你双手颤抖的样子，他们可能会认为你很"无能"，并在此基础上对你做出评价。有趣的是，这些症状都是社交焦虑者最关注的，也是他们在谈论自己的困难时最先提到的。但是在建立模型时，我们会将这些症状放到最后再考虑。并不是因为临床心理学家或其他医师认为它们不重要，而是因为我们意识到，当那些导致社交焦虑进一步发展的因素发生改变时，这些症状也会得到缓解。

该模型对于克服社交焦虑很有效的一点原因是，它有利于我们区分导致社交焦虑持续发展的三点因素：思维模式、安全行为和自我关注。另一点原因就是它解释了，为什么即便环境改善了，社交焦虑者的焦虑感仍然没有消失。首先，社交焦虑者将注意力放在自己身上，放在自己的内心经历、想法和情感上，因此不是很关心正在发生的事。社交焦虑者最终会对自己面临的困境产生一种片面的理解。他们非常了解自己内心的感觉，却对别人的想法一无所知。其次，那些为保护自身安全所做出的努力，即使并不一定能达成目标，也制造了一种"如果当时他们没有尝试保护自己的话，事情会变得更糟"或"自己惊险地避过了真正的灾难"的假象，就好像他们的社交生活就是一系列惊险的躲避。

图中的模型解释了社交焦虑持续发展的主要历程；下面的一些例子揭示了该模型在实际生活中是如何起作用的。

对社交焦虑持续发展的主要历程的解释

内森的父母老来得子，他是家中最小的孩子，有两个分别比他大7岁和10岁的哥哥。在内森的整个童年时期，两个哥哥都在无情地奚落他。在成长过程中，他逐渐形成了一种想法——他的哥哥们是"真正的"家庭成员，自己是个累赘。即使他做出很大努力试图与两个哥哥打成一片，并模仿他们，也无法改变他们的态度。但他仍然很憧憬自己的两个哥哥，认为他们在很多自己在乎的方面都比自己优秀。他总是抱有"他们是正确的，自己是错误的"的想法。最后，他觉得自己和别人"不同"。在中学时期遭受过欺凌后，他的这种想法变得更加强烈。

图5.2运用该模型解释了内森在三十多岁时感受到的社交焦虑，彼时的他正试图与一群人一起喝酒。这一行为激起了他关于自己无法融入集体，和别人不同的想法。

他一瞬间的想法与自己长久以来的信念相符合，虽然他当时并没有将它们用语言准确地表达出来，在之后他用这些话来描述自己脑海中的想法："我到时候一定想不出该说些什么"，"我会做错事"，"我没法很好地接近别人"。

这些想法反映了该社交场合在多大程度上对他造成了威胁，并催生

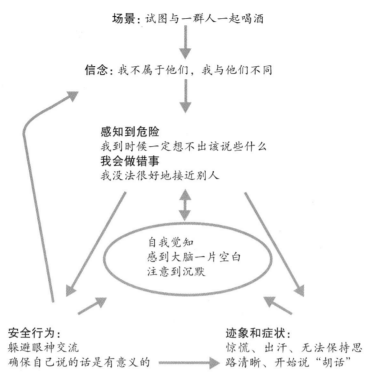

场景：试图与一群人一起喝酒

↓

信念：我不属于他们，我与他们不同

↓

感知到危险
我到时候一定想不出该说些什么
我会做错事
我没法很好地接近别人

自我觉知
感到大脑一片空白
注意到沉默

安全行为：
躲避眼神交流
确保自己说的话是有意义的 ⟶

迹象和症状：
惊慌、出汗、无法保持思
路清晰、开始说"胡话"

图 5.2　模型实例

了恶性循环。他感觉自己受到了威胁，难以保持正常的行为，很快就将注意力转移到了自己的身上。他发现大脑变得一片空白，并开始格外在意谈话中偶尔的沉默。他试图保护自己的安全，于是尽量避免直视别人（他觉得尴尬，但不想让别人发现），同时努力说些有意义的话。但是由于头脑被这些想法占据，他很难理解别人的话，也无法确保自己说的话一定有意义，因此他感到自己越来越无能，自我意识也越来越强。从自己试图融入人群的那一刻开始，他就感到了内心的紧张感。随着焦虑的加剧，他逐渐感到燥热、害怕和惊慌，越来越难集中注意力或保持"思路清晰"，并觉得自己胡话连篇。这些社交焦虑的症状使他感觉很尴尬，并遭到他

人的奚落，他的自我意识也因此变得更加强烈。

无论他最终能否冷静下来，事情发展如何，自己和别人的内心感觉如何，他都会留下"类似的场景具有潜在的威胁性"的印象。即使他很努力控制自己，尽量避免说错话，他最后还是又一次感到自己"和别人不同"，认为别人会觉得他不属于他们中的一员。

在这个自我审视的周期循环中，他的种种假设最终被证实，即使别人并没有对他的表现做出任何批评（毕竟他们中的很多人也想知道社交焦虑是怎么回事），甚至很喜欢他的陪伴。

由于恶性循环在社交焦虑中起着重要的作用，我们在这里将列举出更多涉及安全行为、自我意识、信念和猜想的例子。了解这些周期循环及其作用原理是我们克服社交焦虑的第一步。

涉及安全行为的恶性循环例子

苏是一个很容易脸红的人。由于这个问题一直困扰着她，她养成了用头发遮挡自己的习惯。无论何时，只要她感到害怕，就会用头发盖住自己的脸，并且躲避别人的眼光。在"防护罩"的掩盖下，她感觉自己的脸红得像灯塔一样能发光。她过于关注自己脸红的程度以及别人的反应。"他们在看我吗？他们注意到我的脸了吗？他们在想什么？"

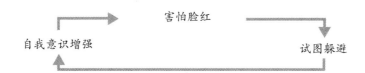

持续时间越久，她感觉越热，越压抑。

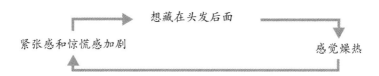

她的脑子里一直回响着一个声音："要怎样才能离开这里？我需要逃跑。"

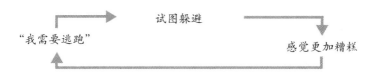

因为苏藏在头发后面，引起她的注意变得更加困难，于是人们便凑近她，想看看她是否有所回应。

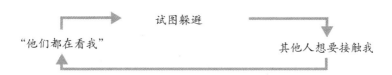

事情过后，苏认为如果当初没有进行自我保护的话，情况会变得更糟糕。

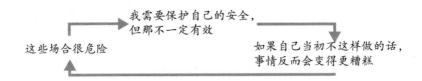

躲避那些具有危险性或威胁性的场合可能就显得太过敏感了。苏最后决定，以表现得更加内敛的方法，来保护自己的安全。

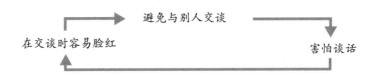

当然，脸红仅仅是社交焦虑最明显的症状之一。当社交焦虑者用安全行为来减弱社交带来的风险时，类似的恶性循环就会出现。例如，当你感觉表达自己的想法或者向别人介绍自己是有风险的时候，其他人可能会时不时使你处于困境之中，不是因为他们冷漠或感觉迟钝，而是因为他们始终想多了解你一些，这就需要对你的个人好恶、活动、经历或过往有更多了解。

如果他们想对你亲切一点儿或想了解你多一些，他们可能会问你一些比较详细的问题，而对你来说这些问题往往很难回答。当你没法回答时，他们还可能重复自己的问题。

该循环表明，虽然通过安全行为保护自身安全，减弱潜在风险这种行为是情有可原的，但它带来的结果往往是事与愿违的。或许最重要的就是，那些渴望保护自身安全的想法实际上阻碍了你了解真相——那些情景并非真的很危险，它们只是看上去很危险而已。

在恶性循环中自我关注起核心作用的例子

　　提姆一直都是一个容易害羞的人。在学校上课的时候，他总是低着头，认为这样就不会受到老师的提问。他需要花费18个月来鼓起勇气回应一个在工作中一直对他温柔又亲切的同事。他认为自己和她之间的关系对他来说非常珍贵。实际上，他几乎不敢相信自己有这么幸运，在他的头脑中，他一直害怕这段关系会出什么差错。她可能会认识一个更加具有吸引力或幽默感的人，他们之间的关系也会随之结束。他总是觉得自己配不上她——以某种标准来讲，自己并不够格。

　　和她在一起时，提姆脑海里充满了一些想法，他意识到自己的话很少，并且担心自己会说出很无聊的话。

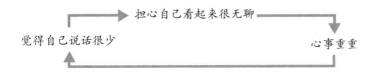

　　将注意力放在自身意味着，他对自己内心想法的了解要比当前发生的一切都多得多。

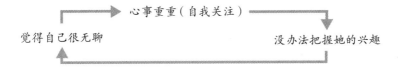

　　他知道自己一直以来都很害羞，因此青春期对他来说是一段很痛苦的回忆。这个情景引起了他过去的糟糕回忆。

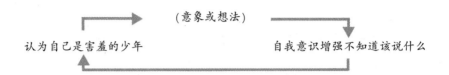

（意象或想法）

认为自己是害羞的少年　　　　自我意识增强不知道该说什么

从这些例子中我们很容易看出为什么自我关注就好像是一个驶向社交焦虑的引擎。自我关注能够制造错误的信息，从而使情况变得更加糟糕。自我偏见使一个人意识到内心的想法，社交焦虑者将自己内心的想法当成别人的。他们的头脑中充斥着关于自己的信息（意象），因此无法准确获知其他人的回应。

涉及信念与猜想的恶性循环例子

瑞秋和托尼来自一个低调、腼腆的家庭。要说他们的家庭有什么格言的话，那可能就是"不要打扰别人"。他俩都是善良的人，在学校里也没惹过什么麻烦。他们很想和别人合作并参与团队活动。因为个性善良，他们在这种情况下是可以结交朋友的；但是不久以后，他们两个人都逐渐感到被孤立和社交焦虑。

进入大学后，瑞秋的自信感就消失不见了，因为她认识的所有人都不在她身边。新朋友不会一下子就出现，她开始觉得其他同学都不喜欢她或不想和她待在一起。

托尼在离家不远处找到了一份工作，但是他的朋友们逐渐都搬走了，他开始感觉自己是个异类。他慢慢开始长时间一个人待着，听音乐或玩电子游戏，也变得更加孤独和寂寞。

瑞秋并不是真的害羞。她只是假设"人不应该太过主动"，"其他人如果想了解你，会让你知道的"。因此她从来都不是主动的那个，她也从来不会主动和陌生人谈话，或试图融入其他小团体。走进庞大的大学食堂对她来说也是一个难题，并且在这类场合中，她的猜想都可以得到证实。

猜想：其他人如果对你有好感，会明确表示自己的意图。

想法：我会打扰其他人；我很碍事。

安全行为：一个人坐下，远离其他人。

结果：其他人不知道她是不是想加入他们，因此让她一个人待着。瑞秋最后觉得其他同学不喜欢自己——如果他们喜欢自己的话，会有所表示的。

托尼每个周末都花很长时间一个人待着，已经持续好几个月了。之后他听说自己以前在学校认识的一些人在当地的酒馆聚会。他很想去，但是纳闷为什么没有人邀请他去。他认定他们如果想让他去的话，会叫上他一起的。到现在他才知道（或者说猜出）自己是被孤立的那个。尽管如此，他还是很想加入他们，因为自己太孤独了。

猜想：如果我这个人还不错的话，别人会和我保持联系的。

想法：我不同。我很古怪。

安全行为：托尼决定去酒吧，但他没和他们坐在一起，因为这样自己才会感到安全。他感觉很自卑，并担心别人感觉自己很古怪。他很难参与谈话，也不愿意谈太多和自己有关的事，并感到越来越尴尬。

　　结果：别人互相交谈，但没有人和托尼谈话。托尼发现自己被孤立，觉得自己很古怪，而他说的话越少，人们就越不愿意和他谈话。

　　这个例子涉及的恶性循环比较复杂，与我们之前介绍的几个例子相比多了许多环节。瑞秋和托尼的例子表明了相似的猜想，但是其影响却有所不同。他们的社交焦虑都始于"不能打扰别人"的家庭观念，但是结果却并不相同。即使两个人发生社交焦虑的过程建立在相同的信念和猜想上，且具有相同的循环模式，他们的症状也不是完全相同的。

其他有关恶性循环的例子

　　克拉克和韦尔斯的社交焦虑模型将重心放在了社交焦虑者在自己所恐惧的社交场合中的具体表现上。

　　这些循环解释了为什么他们的焦虑感会在这些场合中持续很久。类似的循环在其他情况下也可能产生：比如，进入一个使你感到恐惧的社交场合前，或其他人的行为证实了你的担忧时。我们接下来将会介绍三种循环。

预感或恐惧

　　很多社交焦虑者在参加诸如会议、派对或会晤等很可能引发极度焦虑的活动之前会担忧好几天，并且在这期间，他们会不断地想象可能出错的事以及潜在的（想象中的）危险。这种由想象导致的焦虑或恐惧比较容易辨别。如果害怕自己会颤抖，或说一些比较愚蠢的话，一个人会变得焦虑，而焦虑感会使他在事前就变得紧张恐惧，这足以导致社交焦虑症状的产生。它也有可能使一个人在意他人的看法，这反过来会使他更加惧怕与别人接触。恐惧感持续时间越长，这些接触看起来就越恐怖，社交焦虑也就越严重。难怪躲避社交有时候是最好的办法，这是在危险面前保护自身安全的唯一可行方式。

事件发生后：事后反思

当一个社交事件结束后，社交焦虑者倾向于进行一种事后反思，而这样做会进一步证实他当初对事件的片面理解。

感到发热和慌张时，社交焦虑者会觉得其他人在注意自己，并对自己"议论纷纷"。这种症状是如此之强烈，以至于他们有时在事后也能清晰地记起当初发生了什么，而这通常是由他们的猜想导致的。于是他们会在意其他人是否注意到了自己的这些症状，如果是的话，他们会认定其他人一定会觉得自己的表现很糟糕或将其归因为社交障碍。如果恰好有一个人确实这样觉得的话，他们会将所有的错包揽到自己身上。

我们已经知道，社交焦虑者倾向于过度关注自我，所以他们会对实际发生的事产生一种片面的、不准确的理解。事后反思往往是事与愿违的，因为它建立在不准确的信息上。事后的耿耿于怀会进一步加重问题。它会导致人们在没有进行证实的情况下就得出"自己的猜想是正确的"这一结论，尽管它是错误的。

当尴尬蔓延开来

　　但是如果社交焦虑真的带来了问题呢？如果社交焦虑者的猜测是正确（或部分正确）的呢？有时社交焦虑者确实会将症状传播给别人。一些社交焦虑者可能会在不经意间给别人留下冷漠和有距离感的印象，于是其他人可能会用比平时更加冷漠和有距离感的态度来对待他们。

　　当交往的一方支支吾吾时，另一方可能也会如此回应。当一方不知道该说些什么时，谈话可能很快就会变得干巴巴的了。这样的循环在社交焦虑者和与他们互动的人们之间不断发生着，即使他们一开始并不打算用不友好或挑剔的态度来接近社交焦虑者，但是社交焦虑者逐渐表露出的焦虑症状却促使他们做出这样的事。

　　导致尴尬蔓延的原因并非社交焦虑者猜想的那样——与某一个人的社交障碍、弱点或不受欢迎有关。它其实源于社交焦虑，以及焦虑对交往的消极影响。要克服该问题就要学会打破上文提到的恶性循环。

关于改变思维模式的主要建议

　　该模型表明，当社交焦虑中的思维模式开始作用时，使问题进一步发展的核心因素就是恶性循环。因此在治疗方法中最主要的策略就是打破循环：打乱或改变使问题进一步发展的思维模式。两种主要的恶性循环分别涉及自我意识和安全行为。当我们将重心放在解决这两者，改变思维模式时，问题有时候便可以迎刃而解，社交焦虑者也可以逐渐建立起信心。有时候我们还需要为改变长久以来的信念和猜想付出额外的努力，我们需要确认这些关于世界的看法是准确的还是狭隘的，并且确认是否存在另一种更有帮助且符合实际的看法，并用这种看法替代它。改变旧的习惯可能需要花费更长的时间。

重点内容

· 模型可以帮助我们更好地了解社交焦虑以及使其进一步发展的原因，并提供一些克服社交焦虑的建议。

· 目前的认知行为模型表明，一些不同的恶性循环可能会使问题不断发展。

· 这些循环涉及各种程度的认知或想法：自我关注水平，消极自动化思维水平，潜在信念和猜想。

· 涉及自我意识的恶性循环在该模型中起核心作用。过度自我关注使社交焦虑者在引起恐惧的社交场合中对自己、自己的表现以及其他人对自己的看法产生狭隘的偏见。

· 涉及安全行为的恶性循环使人们无法意识到这些社交场合事实上并不危险。

· 长期的思维模式可以反映在人们的猜想和信念中，它们都是导致问题不断发展的原因，并决定了社交焦虑者看待或解读社交场合的方式。

· 打破长期持续的恶性循环是建立信心的一个好办法。信心能使人们放松下来，自在地与其他人互动。

OVERCOMING SOCIAL ANXIETY AND SHYNESS

A self-help guide using
Cognitive Behavioural Techniques

———————

第二部分

克服社交焦虑

本书的第二部分介绍了克服社交焦虑的方法。首先，第6章阐述了一些主要观点；其次，第7、8、9章介绍了克服社交焦虑的三种主要方法，即减少自我关注，改变思维模式，改变行为模式。它们界定了哪些是需要首先改变的。第10章介绍了一些建立信心的方法。第11章是关于第二部分的总结，它提供了一些可以帮助你着手克服困难的建议。我建议大家在着手解决自己的问题之前，先仔细阅读这6章内容（这有利于大家更好地理解这些观点之间的关系），再回头慢慢将这些建议付诸实践。

最好在每章花上足够多的时间，按照自己的节奏，将每点建议付诸实践。一些人发现自己的信心提升得很快，因此他们可能并不太需要第10章"建立信心"中的一些观点。其他人则相反，在建立信心并铲除障碍之前，他们的进展会很缓慢，之后才会获得更加明显及稳步的提升。大家最好先读完第6～9章，这样才能为理解第10章的观点打下更加坚实的基础。

最后，第11章提供了一个全面的总结，有利于我们更好地记住所有步骤，在一些观点之间建立联系，并在实践中解决一些遇到的困难。

6

出发点

要克服社交焦虑就要知道如何打破恶性循环，避免问题不断发展。以下是三种主要方法：

1. **减少自我关注**。这样做的目的是将你的注意力从自身转移到别处，使你忘记自我，从而更加自然、主动地与他人进行社交。将注意力更多地放在周围的人和事物上面，能使你对周围的环境有一个更加准确的认识，从而停止对周围环境的揣测以及对自我的怀疑。

2. **改变思维模式**。我们之所以将这个方法排在首位，是因为它能使我们再次考虑社交场合中的危机和风险。因为社交焦虑中的恐惧主要来源于别人的看法，所以该方法有利于我们更好地认识并鉴别自己的思维模式。

3. **改变行为模式**。目的是找到直面问题的方法而不是回避，并承担不使用安全行为所带来的风险。这样做是为了弄清楚如何设计一个实验，并借此看到改变行为模式带来的效果。你在实验中获取的信息能够帮助你反思旧的思维模式。

建立信心的过程可能是短暂的，也可能是漫长的。如果进度很缓慢，则说明你可能需要同时改变自己的潜在信念和猜想。你也可以先采取之前的策略，为接下来的转变奠定坚实的基础。

一个基本观点

很多人都不会因在社交时"做错事"而感到焦虑。他们可能很笨拙、唐突，突然打断别人，糊里糊涂，听不懂别人说了什么，讲一些下流的笑话、没完没了的故事或陷入长久的沉默，即便如此，他们也想和别人交朋友并希望他们成为自己的伙伴。他们有可能是因为太不敏感才做出这些不恰当的行为，而且也不感到不妥。但另一方面，那种将事情的成败都归结于自身社交行为的想法也是不正确的。你很可能高估了自己行为的严重性。"保持自我"比这些要重要得多，但是社交焦虑使得一个人很难放松下来并"保持自我"（无论你是天生就幽默、富有吸引力还是沉闷、啰唆）。当一个人同时具有过度关注自我、社交焦虑的思维模式、安全行为、缺乏信心等问题时，可能会难以在社交中保持自我。这些都是我们要改变的方面。

确定你的目标

在开始之前，请停下片刻并仔细思考你想要改变什么。你需要知道问题是什么，才能着手解决它。同时，没有两个人的问题是完全相同的。因此，请询问自己：

社交焦虑是怎么影响你的? 例如:

· 它使我自卑, 而且很难过

· 别人觉得我很紧张

· 我不能保持自我

· 当别人问我问题时, 我想转身离开

社交焦虑的"迹象和症状"是如何困扰你的? 例如:

· 少言寡语

· 无法集中注意力

· 觉得很热, 而且想知道我出这么多汗会不会被别人看出来

· 内心在颤抖

你希望发生哪些改变? 例如:

· 与人相处时更自在, 也更开朗

· 我能外出参加活动, 而不是假装自己很忙

· 成为焦点时, 我不再感到害怕

　　将你对这些问题的答案尽可能详细地写下来, 接下来翻到表格1.1。在那里你可以找到关于社交焦虑的"迹象和症状"的一些例子, 根据它们是否会对一个人的注意力、思维模式、行为模式、生理、情绪和感受造成影响, 我们进行了分类。这个清单可以帮助你想起那些你可能会忘记的事。它也可以起到提醒的作用, 使你思考问题会通过哪些不同的方式影响你。

　　你可能还记得上文提到过, 在极个别情况下, 一个人可能不会表现

出其中的某类问题，因此，如果某类问题没有出现在你的问题清单中，请仔细思考当你感到社交焦虑时发生了什么。你的问题可能不在上述讨论的范围之内，也可能因为太过常见所以没被留意到。社交时你会避免主动吗？（这会对你的**行为模式**有所影响；它会改变你做出的事或做事的方式）

你会在出错时自怨自艾，并习以为常吗？（这会对你的思维模式有所影响；比如，认为尴尬都是自己的错）你会更容易记住不好的事，或别人消极的评价，而不是那些美好的事物或自己受到的表扬吗？（这也会对你的思维模式有所影响；它反映了哪些事会突然出现在你脑海中，而哪些事你很容易忘记）

为了定下目标，你需要阅读清单并决定自己要改变的事。在做这些事时一定要小心谨慎，因为你很有可能会掉入"太不现实"的陷阱。几乎每一个人都会偶尔感到害羞或紧张，有时这些事情的发生是没有来由的，有时则不然：例如，即将进行公开陈词，和一个极具魅力的人进行首次交谈，向一名权威人士提出问题，或需要做出申诉时。

某种程度的社交焦虑是完全正常的，每个人都曾经遭遇过尴尬、嘲笑、苛责、被人指指点点或低估的情况。你无论如何也没有办法阻止这些事情发生。一个有用的方法可能就是**接受这些事情的不可避免性，阻止它们削弱自己的信心**。当达到这个目标时，你的表现应该已经符合正常程度社交焦虑了，即使它有可能不会明确告诉你你需要改变哪些方面。

你如果能够定下更加清晰的目标，就会发现以后更容易进步。清晰的目标可以帮助你找到自己具体要改变的事，例如在谈话中直视别人的双眼，不再因为害怕而避免结识陌生人，或邀请别人一同进餐或观看电影。

清晰的目标至少能带来两点好处。首先，它可以为你提供更加准确的建议；其次，当你达到目标时，它可以帮助你更好地衡量自己的成果。**尽可能清晰地将你想改变的事写下来。**必要的话，你可以回顾你列出的社交焦虑的迹象和症状的清单。当你的焦虑程度和别人一样时，你能够做些什么呢？如果你可以做到更多的事，并且更好地与别人互动，即使你在事前和事后还是会感到担忧，你的感觉会更好吗？或许当焦虑仍在持续时，清晰的目标可以为你留下更多余地，毕竟刚开始改变旧的行为模式，尝试新鲜的事物可能会使你感到担忧。

跟踪你的进展

在没有心理学家、辅导员或其他专家建议的帮助，自己尝试克服问题时，你很容易会对问题的进展失去头绪。因此，一定要养成随时记录的习惯。

为你的进步做记录

找一个笔记本，或在你的电脑上新建一个记事本，这样你就可以更好地将各类事物联系起来。

专门为此准备一个空抽屉或手袋。如果没有养成随时记录的好习惯，或者没有专门准备一个地方保存自己所做的记录的话，你或许很容易会忘记重要的事，比如初期症状的严重性（你现在的迹象和症状），你想改变的方面（你的方向和目标），以及事情进展的好坏。

在克服社交焦虑的过程中坚持写日记或保存书面记录的一个重要原

因就是，如果一开始看不到症状减轻的迹象，人们往往会产生挫败感。该现象背后的原因有两点：

- 一开始的变化通常很不明显
- 不明显的改观很容易被人们忽视

当你回忆过去时，很容易会记起那些糟糕的经历，反而会忘记那些进展顺利的事情，尤其是一些在其他人看来"很平常"的小事，比如应声、开门、与邻居聊天，或在别人的注视下穿过一个房间。克服这些问题的一个方法就是用日记记录你的进展。你可以用日记来记录每天发生的事，或是对未来的计划。你可以在日记里完成本书中的练习题，例如第8章中有关改变思维模式的练习题。在克服社交焦虑的过程中，时常反思之前所做的工作是很有帮助的。

如何进行记录

记录的方法有很多，包括写日记来记录治疗进程，但是有些人很不愿意使用这些方法。事实上，没有什么所谓的"正确方法"，与此相比更重要的是找到适合你自己的方法，而不是人云亦云。其中的重点是找到社交焦虑症的影响途径，明确自己的目标，忠实地记录自我治疗的进程。下列表格为你提供了一个示范大纲。

表格6.1：示范大纲

我的社交焦虑

1.社交焦虑是怎样影响我的？

2.有哪些困扰我的症状和表现？

对注意力的影响？

对思维模式的影响？

对行为的影响？

对身体的影响？

对情绪和感受的影响？

3.我希望事情发生怎样的转变？

4.我希望改变的具体事物是什么？

记录你的进程

日期	我决定要做什么	进展如何？ 比如：0~100
6月25日	看着那些和我说话的人	5~100，但我还想 再尝试一次

备注：微小的改变非常容易被忽视。

勇于尝试并调整步调

在治疗过程中，尝试新的事物是一个很重要的步骤。克服社交焦虑能够帮助你建立信心。当你下定决心针对自己的问题采取行动时，你的信心就可以得到极大的提升。你尝试的一些新鲜事物，可能会给你带来意想不到的愉悦和享受。同时，一个人需要有足够的勇气来尝试新的事物。最好的办法就是给自己制定一些日常的任务，但是与家庭作业不同的是，这些任务需要你承担一些风险。尝试新的方法有利于你打破旧的条条框框，一开始你可能会感到危险，就好像学习游泳或在倾盆大雨和弱光条件下开车一样。你不需要勉强自己做非常困难或具有危险性的事。你可以精心布置自己的任务，这样就可以更好地调整自己的步调。每个人的步调都是不同的，所以你的速度只要符合自身情况即可。

腾出时间

其他人可能会给你一些建议，但是这些必须由你亲身实践。因此你需要为这些工作腾出时间。你如果非常忙，则可能需要优先考虑克服社交焦虑的事，并放弃一些其他的事情来腾出时间。在学习新的东西，例如一门新的语言、运动或乐器时，如果进行少量多次的学习，你会进步得很快。但是如果相反，间隔很久之后才继续学，你就会遗忘以前学过的内容，无法再取得任何进步，已有的成果也可能会再次消失。这是因为你并未夯实基础。

有益和有害的处理方法

每个社交焦虑的患者都尝试用自己的方法来解决这个问题，其中很多方法都是具有想象力、有益且有效的。你的方法可能属于这一类，因此你可能想继续使用它们。如果你的情况是这样的，你可以通过以下标准来检验它们：

有益的策略不会产生长期的不良影响。

除此之外，我们在接下来的几章中会进一步介绍如何自主或在他人的陪同下培养自己的能力、才能或爱好，如何放松自我（在第14章中我们会进行简要介绍），以及怎样表达自我或对所处困境的感受。我们在第2章中提到过，无论你身边是否有人可以倾诉，或是否有人会出于同情心聆听你的苦衷，这对你的身心健康都是有一定好处的。自主排遣消极情绪的方法有：在纸上写下自己的感想，用录音机或磁带记录自己的话，将自己心中所想画出来，或者通过音乐、舞蹈、体育运动发泄出来。

有一些有害的方法虽然能够在短期内（或瞬间）产生一定效果，但是从长期来看，会造成一些不利影响。向别人寻求安慰就是其中一种。我们常常能在别人口中听到一些安慰的话，比如"不要担心"，"你没有犯什么大错"，"事情最终可能会有转机的"，"能够见到你，我总是很开心的"。

安慰的话不会持续很久。它可以在短时间内使你镇静下来，但不会解决任何实际问题，就好像在"修修补补"一样——它的效果越好，你就越可能在下一次使用相同的办法。从长远来看，通过自己的努力，找到长期有效的解决方法要有用得多。

借酒浇愁是人们常用的另一个方法，但它对于解决问题来说一点儿帮助也没有，我们不难理解它充满诱惑力的原因。在很多不同的社交场合中，酒扮演着重要的角色，因为它具有短时的镇静效果。它使人们变得更加外向和健谈。但是用酒精来缓解社交问题的做法存在很大隐患，过度饮酒会造成酒精依赖，酒精还会起到镇静剂的作用。酒精往往会使人感到更加糟糕，并且会干扰一个人的睡眠习惯。很多人觉得小酌两杯有助睡眠。确实，人在酒后更容易入睡，但是也很容易在半夜醒来后失眠。

进行无压活动：一种平衡的理念

焦虑和各种问题很容易占据一个人的生活，尤其是当你很难将注意力从这些事情上转移出去时。

将自己的注意力转移到一些与社交焦虑无关且能让你产生兴趣的事情上有助于你形成对这一问题的新看法。人们普遍认为有帮助的活动包括：锻炼和园艺；一些消遣性的活动，比如听音乐、阅读、探险、看电视、玩电脑游戏；学习新知识，比如砌一堵墙或烹饪墨西哥食物；一切创造性的活动，比如绘画、涂鸦、写作、弹奏乐器、家庭自制（Home-Making）；等等。你可以做任何你喜欢做的或你曾经喜欢做的事。你可以开始探索任何引起你好奇心的事物。但是尽量不要把时间全都花费在这些活动上面，因为这可能会妨碍你通过其他方式来获得愉悦和满足感。

摆脱孤独和寂寞感的第一步

社交焦虑可能会使一个人感到被孤立。它使人们很难结交一群好友并建立亲密的关系。本书的主要目的是帮助人们克服社交焦虑，并假设社交焦虑者都渴望更轻易地融入集体，不希望再感到孤独和寂寞。但是在强调他人陪伴的作用时，我们也不能忽视个人活动的重要意义。一个人独立地做事，并享受这个过程，仍然被视为是一个重要、健康的心理状态的表现。试图为自己列出一个个人活动的清单。

尽量多想想别人在做的事，自己以前经常做的事或家里的其他人在做的事。当你感觉自己经历了太多寂寞或孤独的时光时，试图一个人做一些你觉得喜欢、有趣、具有挑战性或富有创造性的活动。比如，如果你喜欢去新地方走走，可以计划一次远足，不要让独自旅行或吃饭成为你的障碍。

一些需要铭记的建议

- 学会识别那些导致问题不断发展的恶性循环；在这之后你可以着手打破这些循环。
- 你需要花费很多时间和毅力才能最大限度地利用本书的观点，因此当实际进展缓慢时，不要过分担心。
- 对问题保持密切关注。这意味着要时时留心你自己的想法，也要防止问题占据你的生活。记住要为那些你享受、感兴趣或擅长的事情腾出时间。
- 如果你在改变行为模式的过程中遇到了困难，可以尝试先从小事下手，随着信心的增加再着手改变那些更加困难的。

有志者事竟成

越努力，就进步得越快。有时候事情进展得很顺利，有时候则相反，因此你可能时不时会感到受挫。在这种情况下，如果你仍能坚持不懈，就可以更好地建立自己的信心。每个人都有顺心或不顺心的时候，不顺心时，问题可能会显得更加严重。如果你对这些正常的人生起落有心理准备，当情况再次发生时，它们就不会再阻碍你了。

确定如何使用书中的建议

现在你需要做出一个重要的选择。你可以继续阅读下面的章节，也可以通过你自己的方法使用那些符合你情况的，或者是你认为会起作用的建议；你也可以开始进行练习，并填写本书提供的工作表（附录中有空白的表格）。

一项研究表明，在使用类似手册的人群中，完成练习并填写工作表的人收益最多。因此，这可能是最有效的方法了。但是，脚踏实地也非常重要：完成这些任务是费时费力的；这些任务对你来说可能很沉闷、无聊或啰唆。有时候它们甚至显得多余。大家需要明白的一点是，这些练习和工作表只是人们觉得有效的方法之一。

为了达到效果，你不需要完全照搬本书提供的例子。根据自身情况进行调整，能使任务变得更加有趣，你也可以使用笔记本或日记来记录你所做过的事情。

一些常见问题的答案

你需要专门学习社交技巧吗？

答案是"是的，如果你想这样做的话"，但是请记住：

- 你可以随时随地学习这些技巧。大多数人在没有系统学习过"社交礼节"的情况下，就能掌握"社交技巧"，就好像学习骑自行车时，并不需要专门学习运动原理一样。你不需要彻底弄明白其中的原理，就能学会这些技巧。

- 从来没有所谓的正确方法。即使不擅长使用社交技巧，你也一样可以成功。很多人能融洽地与其他人相处，却不擅长使用社交技巧，或者认为它很难。擅长使用社交技巧并不会使你受到更多人的欢迎，也不能够阻止别人对你进行指责。

- 社交焦虑得到缓解时，社交技巧也会随之而来。焦虑、担忧和恐惧会妨碍你使用社交技巧。

- 灵活变通可以使你变得具有主动性。如果希望自己的社交生活更加顺利，你需要适应各种场合的要求，而不是运用自己的社交技巧或学习社交礼节。

- 在判断时不要太过依赖自己的感觉。要确保自己在寻找真凭实据：人们是如何回应你的？他们冲你微笑并与你进行眼神交流了吗？他们回答你的问题了吗？

人们在社交中需要学习很多东西。在这里我们列举了一些例子，你也可以添加一些自己的意见：

- 聆听别人要说的话
- 用一种会让别人倾听的方式讲话
- 当和别人谈话时，看着对方，并使用一些非口头的交流方式
- 发起谈话——普通谈话或与重要人物的谈话，比如与老板或喜欢的人的谈话
- 介绍别人互相认识
- 在觉得应该说"不"的情况下说"不"，或者坚持自己的看法
- 对别人说他们惹你生气了
- 对别人的感情保持敏感
- 表达自己的感觉或意见
- 让别人为自己做一些事并提出请求

这些技巧都需要训练。针对某些特定的社交技巧，人们已经研发出了一系列的培训方式，大多数应用于商务会谈。很多社交焦虑者都认为它们很有帮助，我们会在第12章的第三部分对它进行介绍。

怎样学习惯例？

惯例就是人们做事的方法或行为模式。当人们对惯例不熟悉时，比如他们不知道该怎样使用叉子，或不知道应该穿什么样的衣服时，会感到不舒服或不自信。当别人都精心打扮，某个人却穿着牛仔裤出现时，他会感到非常尴尬（反之亦然）。这对于社交焦虑者来说也是一样的，因

为"古怪"的人常常会引起别人的注意，并遭到别人的指指点点。

下面是一些学习惯例的方法：

· **询问**。你会介意别人问你问题吗？与"做错事"相比，承认自己不知道是不是更好一点儿呢？或许询问别人是一件更礼貌的事。你会说"对不起，但是我好像忘记你的名字了"吗？

· **利用有效信息**。有时候信息就在那里，但是你却因为感到迷惑而忘记提取这些信息（比如，佩戴领结、不在禁烟区吸烟，或在正确的位置放置餐具）。

· **观察**。在开始行动前（比如在邀请某人跳舞前）观察别人的做法。仔细听别人是怎样开始谈话的，并观察他们的穿衣搭配；观察那些人们习以为常的事，比如他们的衣服是否干净或他们的头发是否洗过。关注这些，你会明白在某些社交场合中哪些行为是"受欢迎的"，哪些则不然。人们在不同的地方，会使用不同的社交方式，由此会产生不同的惯例，也就不存在唯一的正确方法。

一旦你破坏了某个惯例，就要留心那些焦虑的念头。5年以后，谁还会记得你坐错了位置或在会议中搞错了发言顺序呢？谁还会记得你惊慌失措，暴露自己是个无聊或愤怒的人呢？你不需要时时刻刻都服从惯例。实际上，这可能就是它们被称为"惯例"而非规矩或法律的原因吧。

关于社交焦虑的问题

· 社交焦虑的一次严重发作可能会造成生理方面的伤害吗？不会。社交焦虑时的心率并不比体育锻炼或兴奋时快多少，因此并不会对你的心脏造成伤害。

· 长期持续的社交焦虑会造成心理伤害吗？无论是多么严重的焦虑或恐惧症状，它们本身都不意味着你有严重的精神紊乱或发疯。它们仅仅是你身体的正常反应，是你在真正的危机（而非社交）中进行的自我保护。

· 焦虑会不会使你疲惫？是的。当你感到焦虑时，会感到很难应付一天的生活。焦虑和紧张会消耗你的精力。当焦虑得到缓解时，你会发现自己有更多精力去做其他事情。这就是为什么你需要通过做一些令你感到放松、享受或恢复健康的事来减弱生活中的焦虑。（想了解如何放松自我，请查阅第14章）。

· 同时感到焦虑和抑郁该怎么办？当焦虑持续一段时间后，很多人会感到再也无法忍受痛苦或伤心了。但是当他们开始克服困难并意识到自己可以做出一些改变时，这些感觉就会逐渐消失。抑郁情绪使人更难坚持下去，但这不应该成为人们放弃努力的理由。当焦虑感加剧时，其他的感觉也会进一步加剧。但是，**当你感到非常抑郁，或者认识你的人因为抑郁对你产生的影响而感到担心时，你应该咨询你的医生。**

关于症状减轻的问题

· 我天生就是这样吗，所以我对此无能为力吗？你可能天生比其他人更加
敏感，或者你本身就是那种害羞的人，但是这并不意味着你就不能学会
克服社交焦虑。

· 我应不应该寻找"治疗方法"？没有人可以一下子解决你的社交焦虑，
因为它是日常生活中很平常的一部分。但是，你如果学会了改变思考和
行为模式，就可以用不同的方法应对社交焦虑，也可以更好地克服这个
问题。

使用一些药物对我有帮助吗？

英国国家临床技术研究所（NICE）在2014年将认知行为疗法的一些
方案定为社交焦虑障碍的推荐疗法。这些方案基于广泛的临床研究，同
时针对倾向接收药物治疗而非心理治疗的患者以及采用过认知行为疗法
但是效果不理想的患者，它们也推荐了一些有效的药物。

现在针对社交焦虑和抑郁症有几种不同的药物，并且人们一直在研
发新的药物。其中一些非常有效。但是，在你做出决定之前，要考虑以
下几个问题。虽然这些药物能够在短期内帮助你，但是从长期来看，它
们并不能解决问题，并且当你服用一段时间之后，它们的疗效会有所减弱，
因此你需要服用更多的剂量来维持效果。另外，如果你对药物产生了依赖，
那么在不服药时，你对克服问题的信心会被削弱。并且一旦你停止服药，
病情就会复发。因此，在做这个重要的决定之前，你需要谨慎咨询医师。

无论你做出什么样的决定，本书中的方法都值得你自主运用在解决问题的过程中。

从长期来看，认识到你自己可以做出任何想要的改变可以帮助你建立信心，并更好地洞察社交焦虑的发展情况。

如果你已经在服用一些有效的药物了，那也没有必要停止服药来运用本书中的方法。这两种不同的方法可以同时使用。但是，你如果突然同时做出两种改变，并且感觉更好，那么就难以确定到底哪种方法有效，或是这两种方法共同起了作用。因此最好一次使用一种方法：服用药物或使用本书中的方法。药量也可以根据具体情况而定。与主治医师沟通后，你可以在症状减轻后慢慢减少剂量，这样的话，你也能有自信在不借助药物的情况下处理好这些。

如果社交焦虑仅仅是问题的一部分呢？

受社交焦虑长期困扰的人很可能也同时受到别的问题困扰。比如，一些人患有周期性抑郁，一些人被动、过谦，很难坚持自我，过分敌视或具有攻击性，另外一些人在高压情况下偶尔会产生急性焦虑。很多社交焦虑者都会将自己描述为"天生的发愁者"，并且很多人有时会发现自己同时被各种忧虑所困扰，社交生活只是其中的一方面。大多数人都知道在喝完几杯酒后自己的焦虑就会减轻，因此很多人都会使用酒精或其他东西来帮助自己在人多的场合中放松下来。

一旦把它养成一个习惯，或把它当作消解孤独和寂寞感的唯一方法，往往会引发其他的问题。

如果除社交焦虑之外你还面临其他问题，本书也对你有所帮助。你可能需要想清楚哪个问题应该先处理，或需要询问别人的观点，这些都是值得尝试的。当你决定开始尝试时，就需要从头到尾仔细地应用这些方法，即使症状改善得很慢也不要放弃。记住：最好一次坚持使用一个方法，这样才能使你的人生发生巨大改变。

重点内容

· 用一种方式进行记录，可以记在纸上或电脑里。为保存克服社交焦虑的工作材料准备一个专门的地方。

· 将社交焦虑的迹象和症状写下来。按照"关注点、想法、行为、生理、情绪或感受"这一目录记录，在每类中至少写出一种迹象或症状。

· 尽可能制定更加清晰的目标。问问自己：你想改变什么？

· 思考：你怎样为克服社交焦虑腾出时间？为了思考这个问题，你能做到每星期专门腾出一次时间吗？为实现这个目标计划一些实际行动呢？

· 调整自己的节奏。没有两个人是完全相同的，因此你需要找到适合自己的方法和节奏，不要让别人影响你。

7

减少自我关注

自我关注是社交焦虑的核心层面，因此我们必须优先处理它。当你过度关注自我时，你会对自己身上发生的事情格外关注，这也会使你过多地产生自我意识。在最糟糕的情况下，自我意识会占据你的注意力，使你无法关注内心情感以外的任何事，甚至使你的感官瘫痪。自我关注能在任何社交场合中对你造成影响，无论你与他人的关系如何。走进一个充满人的房间，或者在离开的时候告别，最容易引发自我关注。这有可能是因为在这种情况下，人更难在不吸引别人注意的条件下，达到社会期望。

自我意识伴随着受关注感，对社交焦虑者来说，这会使他们感到自己处于劣势。当他们意识到自己具有社交焦虑的症状时，很可能会产生自卑感，甚至面临更糟糕的情况。比如，无法集中注意力或好好思考，紧张、燥热，听到自己的说话声，感觉自己在被审视，表现得笨拙，瞥见自己的动作，担心自己的外貌或表现。

尝试通过安全行为来保护自己，比如隐藏情绪或发红的脸，甚至尝试做"正确的事情"，只会使事情更糟糕。这是因为安全行为也会使你将注意力集中在自己身上，增加而非减少自我关注。人会因此对自己的"愚蠢"行为（诸如发热、紧张、舌头打结等）更加敏感。第9章会具体阐释如何避免安全行为。在本章我们主要介绍一些可以扩大注意范围的方法，这些方法可以使你在社交时更加轻松舒适，更少关注自身的变化。

对自我的关注越少，你就越容易表现出真实的自己，融入身边的环境。但你很难遵循诸如"不要想关于你自己的事"的劝告，尤其是在面色开始发红或舌头打结时。这个时候做别的事情往往更加有用。因此第一个建议就是：

将注意力从你自己身上移走。

这样做可以打破自我关注的僵局。如果你能做到"丢下自我"或"忘记自我"，往往可以找到并做"真正的自己"，从而感到舒适自如。

之所以这样说是因为你并不需要学习一些新的或特殊的技巧来和别人进行互动，只要你能减少自我关注，将注意力更多地放在他人身上，人际交往自然而然会顺畅起来。

练习一：练习转移注意力

这是一个准备练习，它能使你刻意并轻松地转移注意力。进行这一练习需要一个平静且不受社交焦虑干扰的环境，例如躺在床上，在乡下散步，坐在公交车上，在超市里排队或在沙发上休息时。首先，将注意力放在自己身上，并保持两三分钟。之后，将注意力转移到外界事物上，再保持两三分钟。不断训练，直到可以轻松地转移注意力为止。

对自我的关注：发现自己能够感受到的躯体感觉。你感到发热或发凉？饥饿？疲劳？你能不能觉察到自己穿的衣服？它们太紧或太松了吗？你的感受和情绪是怎样的？你脑子里在想什么东西？有没有意象、印象或记忆？

对外界的关注：看看周围。你身处何方？你能够看到什么？你会怎样对一个不在场的人描述这些东西？这些东西是什么颜色的？形状呢？落在它们上面的光线呢？它们是什么材质的？这里是什么地方？在室内还是室外？环境安静还是吵闹？天气怎么样？如果还有别人在场，观察他们的外表、衣服、动作、身材或体重。将注意力更多放在事物而不是人的身上。

如果你发现自己的注意力涣散了，可以努力将它再一次集中起来。对自己看到的事物保持好奇会让这个训练更加容易进行。

一些与注意力相关的事实

1.**你如果能做到完全集中注意力，就会忘记所有一切东西。**当你沉浸在电影、图书或音乐中时，你是不会留意周围发生了什么的。你如果忙于回复电子邮件，就不会注意到身边正在播放的电视节目。将注意力放在自己正在做的事情上就会减少对其他事物的关注，你当下的工作效率也会更高。

2.**分散的注意力会制造麻烦。**你如果在看电视时受到了干扰，比如感到饥饿、担忧或被某个人的闲谈触怒，就很难将注意力再集中在电视节目上了。你如果在发短信时和另外一个人交谈，那么发短信和谈话这两件事中至少有一件会出差错。

3.**注意力会自然而然地转移。**周围的环境会发生改变：比如门被关上，阳光照进来，听到有人大笑或叫自己的名字，这些都会吸引你的注意力。

在和别人交谈时，你的注意力会在他们身上、四周环境和内心感觉中穿梭。一个人很难将注意力长久地停留在一个地方。

完成注意力转移训练后，按顺序完成所有的步骤以减轻过度的自我意识，接下来我们将会详细介绍这个问题。首先，弄清楚自我意识是如何影响你自己的。你的注意力被吸引后，你会产生哪些表现和症状？将你的注意力从这些事物上转移到别人身上。将注意力更多地放在他人和自身以外的事物上（不要使用安全行为），更少地放在内心的难受和混乱上。这也有利于你更好地觉察周围发生的事情，而非自己害怕发生的事情。

自我关注的影响

从第5章中介绍的模型来看，自我关注在恶性循环中处于中心位置，接下来我们会介绍一些与这些循环有关的复杂实例。我们将通过这些案例来阐释，为什么在大多数时候自卑感的影响都不是单独存在，而是互相交织的。你在阅读以下案例时，要留意自卑感是通过哪些不同的方式使社交焦虑问题不断持续的。

> 詹姆斯和他的女朋友准备同她的父母一起吃饭。他还是第一次见女朋友的父母。刚进门口时，他暗自心想他们一定在打量自己。突然间，他就开始在意自己的每一个行为，在说话之前，他觉得自己要说的每一句话都会被审查，因此立刻打消了说话的念头。他变得口干舌燥，但是不好意思要一杯水喝。他只能留意自己内心的笨拙，迫不及待地想让一切结束。"还要多久才能结束？"这个问题占据了他的内心。突然每个人都开始大笑，他很明显错过了一个笑话。

他开始觉得自己可能做了一些很古怪或很傻的事，每个人都在嘲笑自己。之后他的女朋友告诉他没有人注意到他的变化。虽然他一开始很沉默，但她表示理解，毕竟这是一种正常的表现。

当桑德拉走向部长的办公室时，她的部长突然跑过来并问她能不能代替自己在团队早会上发表几个公告。突然有人叫他，于是他将一张笔迹有些潦草的纸塞到她的手中后便匆忙离去。桑德拉感到非常焦虑，她知道自己越是担心，就越会感到糟糕。因此她决定立即就做这件事，她连外套都来不及脱就走进了会议室。会议刚刚开始，因此她走到会议室的前面，解释自己为什么在这里，并开始读纸上的笔记。但是，因为笔迹太过潦草，后面的一部分几乎没法看清。当会议室一片沉默时，她感到所有的眼睛都在盯着自己，她穿着外套，傻傻地站着，她心里觉得自己现在的样子一定很糟糕。后来她将自己描述为一个具有幼稚外表的瘦高青少年，在发抖的手里攥着一叠纸，偷看着上面的内容，胡乱猜测它的意思。

她似乎永远都不能解释清上面的内容，并将意思传达给他人。虽然她意识到其他人可能并不会比她表现得好多少，焦虑感也慢慢消退，但却未完全恢复。剩下的一天时间里，她头脑中都环绕着一个自己在别人面前失态的意象。每当这一意象出现时，她都会感到迷惑、发热和尴尬，就好像自己脱掉了所有的保护罩。

在打电话时，安德鲁看见有三个认识的人走进房间，并大声地交谈着。之后他意识到他们能听清自己说的每一句话，他开始放低

声音。其中一个人注意到这点，想让其他人小声一些，但是他的嘘
声在房间里回响，因此也被安德鲁听到了。他开始无法将注意力集
中于谈话的内容，不能完全理解自己听到的内容。他开始更小声地
说话，最后几乎是在耳语，与此同时，他的身边变得更加寂静了。
他感到非常抓狂，并想结束对话，于是他找了一些借口（后来他也
记不清是什么借口了），挂断了电话。他非常震惊地发现房间里只有
自己一个人。他们一定已经穿过房间从另一边出去了。那些觉得其
他人在偷听并评价自己的焦虑想法使他的自我意识不断增强，并控
制了他的注意力，使他无法注意到其他任何事。

表格7.1：关于自我关注的影响的总结

1.如果将注意力放在自己的身上，你会发现：

· 感觉，比如发热

· 行为，比如摆弄手指

· 情感（感觉），比如尴尬

· 想法，比如"他们觉得我与他们不同"

2.你倾向于从别人的角度来观察自己

3.这使你想保护自己：保护自身安全或从社交场合中逃走，然而适得其反
   的是，由于采取了安全行为，你的自我觉知和自我意识不断增强

4.与此同时，你很难准确地注意到其他的事，所以你只能获得更少的信息，
   比如别人说的话、脸上的表情以及他们对你的反应

5.你可能觉得危机感逐渐加强，这些影响越显著，你的社交焦虑问题就越
   严重，持续的时间就越长

练习二：自我意识是如何影响你的？

寻找那些使你过度关注自我的特殊场合。之后具体剖析其中的一两个场合的细节。使用表格7.1提供的方法，找到那些会对你产生影响的行为模式。想一想：哪种表现和症状最先发生？这种症状（比如结巴或面色发红）很常见吗？你觉得别人看到这些会做何反应？你觉得困扰或慌乱吗？这些症状发生的原因是你将注意力完全聚集在自身的变化上了吗？针对每一个场景你可以尝试回答这两个问题：

事后你对自己得出了什么样的结论？

你觉得别人在同时对你下了什么样的结论？

你自己得出的结论会使事情看起来更糟糕吗？通常过度自我关注或自怨自艾会使人们感到处于弱势。当注意力完全被内心占据时，你很难留出精力给其他事物。这使你无法得出对周围事物的准确认识，比如其他人的感觉或其他人是如何看待、回应你的。头脑空间不足的话，你是无法接收这些信息的，而且还会倾向于通过自己的想象来弥补这些空白，结果就会产生对自己过于严苛的评价。

当你把关注点放在自己身上时，就更难领会他人的话，注意到他人在做什么，或判断他们的真实反应了。你会轻易地认定他们能看到你社交焦虑的症状，也能够知悉你内心感到自己很无能，并想象之后他们会对此议论纷纷。一个人在自卑时所下的结论往往是建立在自己内心感觉、想法以及对别人行为产生的焦虑的基础上的："我话说得很少，而且感觉很尴尬，其他人一定觉得我很没用吧。"他们觉得自己的症状太过显眼了，认为其他人也能看到。

如果你能明白过度自我关注对一个人的社交生活的影响有多么深远，就更容易避免这一倾向。过度自我关注会加剧社交焦虑的症状。当你觉察到自身的焦虑情绪和自我保护的意识，想保护自己，进而产生了不自然的行为举止或社交焦虑的念头时，这种自我关注会进一步加剧这种症状。同时，它还会提醒你这些症状有多么难受，并且使你更加惧怕被别人发现。它使你不断猜测别人的潜在想法或举动，从而加剧你的不确定和不自信。这些都使你无法完全参与到目前所处的环境或社交互动中。你的大脑完全被内心的猜测所占据，没有办法再关注别人，这个时候你脑中的信息往往是模糊、不完全或不准确的。这就是为什么过度自我关注会干扰正常的社交活动。你的注意力受到干扰，于是你的行为很笨拙，例如用手肘碰掉桌上的花，不小心让领带掉到汤里，在握手或亲吻时犹豫不决，不知道自己想做什么或说什么，感到无所适从。

我们从以往研究和社交焦虑者身上总结出了这些症状。研究者发现社交焦虑者对身边环境的具体细节的记忆要少于其他人，并且对周围人的表情进行打分时，分数往往更消极。他们仿佛对自己了如指掌，但对外部的事物一无所知，并且用自己的想象填补了记忆中的空白。社交焦虑者往往会企图用自己的感觉（而不是具体的社交因素，例如会发生什么事或会有什么人出现）来衡量某些场景的潜在危险程度。而且，他们越感到糟糕，就越觉得周围的环境危险。内在的信息成了他们衡量危险程度的标准。

减少自我关注

减少自我关注的关键就是要将注意力更多地集中于身边的事而不是

自己的内心上；做到忘记自我，更好地融入社交生活。要做到这些，你需要自觉地将注意力从自身转移到周围的事物上，包括身边的人，它们是你恐惧的来源。

好奇的态度对你有帮助。你的任务就是时刻注意身边发生的事，保持开放的态度，像正在探索一个崭新领域的科学家一样。这样的态度有利于你和其他人更自然、顺利地展开互动。**倾听别人要说的话，在下结论之前先观察他们的反应。**想象你自己正在探索，这样你在深思熟虑之后才会下结论，相信身处同一场合中的冷静观察者也会同意你得出的结论。确认你没有一味依赖自己的猜测，因为你自己的预期和猜想很容易会影响它们。

当然，说起来容易，做起来难。正如你知道的那样，在感觉糟糕时，你很难忽略自己的情绪，或是把注意力从它身上转移。痛苦的经历会支配我们的注意力，而且很多人并不能在缺乏指导的情况下恰当地运用上文介绍的方法。因此，你最好分两个步骤转移自己的注意力：

1. 下决心不去想那些不愉快的经历。

2. 用其他事情填满自己的内心。

下决心不去想那些不愉快的经历

当危机真正存在，或你身处险境时，那些占据你内心的消极想法、感觉或情绪是起作用的。因此，首先你要记住：

想象中的危险要比现实中的严重得多。

找一个时间好好想想，并问问自己：沉浸在自己经历过的痛苦中对自己有什么好处？比如，你觉得这个会使你对最糟糕的事情有所准备？或可以使你躲避内心最害怕发生的事情？这种想法是很常见的，但是实际上将注意力过度集中在自己身上或自怨自艾是弊大于利的，并且这样做会使问题进一步深化。

看看你是不是可以将忘记不愉快经历的好处写在纸上。这样做无疑会带来一种解脱，这意味着你可以更关注别人的言行了。

然后你要下定决心在不愉快经历入侵你的脑海时，将注意力从它们身上移走。它们无疑是会出现的，至少在一开始是这样的。当你心跳加速，很难找到合适的词表达自我时，如果你把注意力放在内心，问题无疑会进一步恶化：你的自我关注会加剧。不久你就会期望地面出现裂缝，（好心地）把自己吞噬进去。把注意力放在身边的事物上的一点好处就是，它可以给你更多的恢复时间。运用本章开头的例子，以及表格7.1中提供的信息来帮助自己想出更多的好处。你能理解之前的自我关注行为为自己带来了多少麻烦吗？你能明白将注意力转移到其他事情上会带来多大的好处吗？

将注意力集中在周围发生的事上

该策略的目的就是帮助你尽可能多地关注与你互动的人，这样你就可以更好地理解别人说的话，看着说话的人，并注意到他们和自己的反应。这样你就可以避免陷入猜测自己表现的迷途，或是摆脱那些认为自己表现很糟糕的念头。你的最终目标是对内心和外界同等关注，这样你就能自如地切换关注点，而不是集中在你自己身上。所以，不要试图将注意力全部放在别人身上，完全忘记自己的存在。不应该(不自然地)将视线固定在某一个人身上，而是要尽可能多地进行眼神交流，如果没有感到焦虑的话，甚至可以将视线转移到别处。

这样做一开始可能比较困难，你可以将它分解成几个任务来减少难度，做个积极的参与者能让你更少地卷入不愉快的经历。所以你可以尝试更多地了解一个人或几个人。询问自己对他人着装的看法，或自己是如何得知别人感受的，又或者他们的职业是什么。找到一些自己感兴趣的事。想象你要向某个人描述这些，并且留意一下他们的性格特点。你对别人越好奇，越感兴趣，你就会越关注他人和你们谈论的东西，你对自身的症状和恐惧的念头关注得就越少。

当注意力游离时

当你决定不去想那些不愉快的经历，将注意力转移到另一个人身上时，你可能发现自己的注意力开始变得漫无目的，或者再一次被内心的情感吸引。这是完全正常的，因为你的注意力不是稳定不变的，而是具有起伏性和动态性的。

除非是在睡觉或非常放松的情况下，否则我们的注意力会一直在事物间切换，就好像在扫描或检查身边的环境。因此，即使你做出了"正确的"决定，将注意力成功地从自己身上转移到周围的事物上，你还是会发现自己的注意力很容易游离。发生这种情况时，你只需重复自己的计划，将自己的注意力转移到别处，考虑一些外部的事情（不具危险性的），或者做一些别的事情来吸引自己的注意力。

双向实验

双向实验可以帮助你控制自己的注意力。它也能让你更好地确定和改变注意力的方向。这涉及两种截然相反的方法，同时在这两种情况下，你也要分别比较自己注意到的事物和内心的感觉。在完全将注意力集中在自己身上，甚至产生过度的自我意识之后立刻做相反的事。这个时候你需要利用注意力转移的技巧将注意力转移到其他人身上或外界的某个事物上。在某个真实的社交场景中进行这个实验需要一些勇气，因此你最好先进行一些注意力转移训练，并且好好想一想实验的时间和地点。如果能够保持好奇心，你做起来会更轻松一些。

表格7.2介绍过实验的具体步骤，这里我们将详细描述具体的做法。方法就是用两种方式开展对话，并且每次结束后依照自己的感觉以及焦虑程度打分（比如0～100，0代表最坏，100代表最好）。

首先选择一个对你来说比较舒服的场合，比如和一个你觉得很安全的人谈话，你与这个人相处时感觉相对轻松。你可能甚至想向他们解释自己在做的事情。开场白可以说一些对自己来说简单的事情，比如假期、周末计划、运动、电视节目或买了一个苹果手机、一条牛仔裤。然后在接下来的3～5分钟交谈中，将注意力放在自己身上。

内部关注：如果你知道怎样做会使自己过度关注自我，就尝试这样做吧。你还可以通过下面的建议来提高自我觉知：关注内心的声音；对自己说的话高度敏感，无论这些话有没有意义。

想一下自己内心的感觉。检测你的内部感受：紧张程度、心跳频率、颤抖程度等。你感受到的情绪是什么？你头脑中出现了哪些想法、意象或记忆？

如果你的注意力发生转移（这是自然而然的），就再一次将注意力转移到内部感受上。

3 ~ 5分钟过后，停止谈话并开始打分：谈话效果怎么样？（0 ~ 100）你的焦虑程度如何？（0 ~ 100）

进行相反的实验。在接下来3 ~ 5分钟交谈中，将注意力放在外部的事物上面。

外部关注：关注你正与之交谈的对象身上的东西。不要紧盯着一点不放，关注他们的着装、发型或眼镜。看看你是不是能够对他们敏感起来，比如他们的感觉、他们看起来是活泼还是疲惫、他们外形是否健美等你感兴趣的事情。聆听他们说的话，试图回应他们。遵从你的好奇心。

3 ~ 5分钟之后，停下谈话并再一次打分：谈话效果怎么样？（0 ~ 100）你的焦虑程度如何？（0 ~ 100）确保在头脑或笔记中留下一个清晰的分数。

最后，比较两组分数，看看哪一组更好。

什么时候你最不焦虑？基于实际进行总结，首先是内部关注的结果，其次是外部关注的结果。在每一种情况中你都能将注意力集中起来吗？你可以自发地将注意力集中在自己身上吗？你可以关注某个外部的事物吗？你是如何利用自己的好奇心使注意力集中在外部的呢？你可以在更具挑战性的场景中再一次使用相同的方法吗？如果你做不到的话，请回到训练1，你可能需要更多的注意力转移训练。如果实验进展顺利的话，你对外部关注的打分应该是"越来越好"。这个分数具体有多大程度的提升并不重要，但你要知道正确道路上的每一步都表明了内部关注会产生干扰。将注意力转移到外部是良性循环的开始。

当回答这些问题时，你可以将好奇心作为一个动机。当你关注内部情感时，有没有被内心的诸多想法吓到？你之前是不是越来越关注内心感受了呢？如果答案是肯定的，这些方法是否能改善你的情况？这些症状是越来越严重了还是在逐渐减轻呢？

最后，你在这两种谈话中发现了什么？哪个更令你印象深刻？在哪个对话中你能够回忆起更多有关对方表情、外貌、兴趣或回答的信息？当你将注意力放在自己身上的时候，你可以准确地描述对方正在做的事情吗？将这个实验在脑海中记下，如果可能的话，将它写下来。

随着情况的改善，你会发现你对谈话内容的记忆变得更加准确，自己能将注意力更多地放在外部事物上了，并且你可以同时提取更多有用且准确的信息。

当你能够像描述的那样让注意力在内部和外部之间自由转移时，你会发现自己不再自怨自艾了。等到你更擅长将注意力放在外部事物上来减少过度自我关注时，你会感到更舒服。

表格7.2：双向实验的总结

1.内部集中：在与人交谈时，将注意力集中在自己身上，比如3 ~ 5分钟

2.进行评分：

· 谈话效果怎么样？（0 ~ 100分）

· 你的焦虑程度如何？（0 ~ 100分）

确认自己知道答案，用头脑或纸笔记录下来。

3.外部集中：在与人交谈时，将注意力全部集中在他人身上，比如3 ~ 5分钟

4.再次进行评分：

· 谈话效果怎么样？（0 ~ 100分）

· 你的焦虑程度如何？（0 ~ 100分）

5. 比较这两组回答:

· 这两次你都很好地控制了自己的注意力吗?

· 有什么区别?

· 有什么相同之处?

6. 总结实验结果:

· 在哪种方式下,交流的效果最好?

· 哪种方式使你感觉最好?

· 哪种方式给你提供了对社交更有帮助的信息?

· 将注意力集中在外部对你来说很困难吗?你是怎么做到的?

· 为了起到更好的效果,你需要更多的练习吗?如果是的话,你打算什么

时候再做一次呢?

在和其他人谈话时,做一个简单的双向实验是非常有帮助的,为起到最好的效果,你可能需要进行几个双向实验。

注意力的集中方式并非是钟摆的两端,非此即彼,本实验的目的是帮助你比较这两种极端的方式,最终找到一个幸福的平衡点,使自己的注意力更加自然。

充分利用观察:训练好奇心

如果你去机场,会在登机口发现互相道别的人,在到达口发现很多互相问候的人。作为一个好奇的观察者,你会发现道别和问候有数不清

的方式。具体的方式与很多因素有关：人们的年龄、熟悉程度、国籍、心情、将要分别的时间、身边陪同的人等。道别和问候的方式并不单一，这说明客观来讲，在这种社交行为中并不存在所谓的"正确"方式，尽管这是一种最基本的社交行为。

但是社交焦虑者声称自己经常害怕"做错事"，就好像他们知道理想的行为该是怎样的。他们会觉得自己没有达到理想的预期，因此感到有"不受欢迎"的风险。但是哪些人又能够达到"理想的预期"呢？通过观察行为模式各异的人群，我们可以知道，这种理想的预期要么存在很多种，要么在范围上比社交焦虑者预测的广泛得多。因此人们最终只采取了感觉舒服或对他们有效的方式。这就是为什么你不需要为自己的行为模式感到不安，至少从别人的角度来看，这是完全不需要的。

如果不存在时时刻刻都要遵循的理想交往方式，那么也没有必要猜测自己的做事方式是与众不同、错误或惹人注意的。以下是一些社交焦虑者在实验中发现的事实。你如果对周围的社交生活充满好奇心，打算再一次变身科学家，也可以检测下面这些发现，看看是否符合你的情况。

其他人的观察

- 通常对于社交焦虑者来说，他们的感觉要比实际情况糟糕得多。当你觉得每个人都能看见你在发抖或紧张时，通常是产生了错觉
- 人们即使注意到了你的细微变化，往往也不会在意，因为这对他们来说不重要
- 尽管人们的内心不平静，但从外部看来往往是平静的

> - 大多数人不太注意别人在干什么，他们更在意自己的事情
> - 大多数人并不会花费太多时间评价和指责他人
> - 实际上没有人完全满意自己的样子或交往方式

　　社交焦虑很古怪的一点就是它会造成很多相互矛盾的效果。你可能觉得自己成了焦点，但是同时又感到非常自卑和无能，觉得别人都对自己不感兴趣。你可能会很关注自己和周围发生的事，很容易受自我意识的影响，但是同时又对自己的身份产生怀疑——我是谁。你想做正确的事，被别人认可，但也没有放弃凸显个性，实现自己潜能的想法。你不想被忽视，但却想成为隐形人。你觉得你不至于引起别人的关注，但是又觉得每个人都注意到自己了。你想控制自己的坏情绪，但是又觉得很难阻止其进一步恶化。一些人注意到了这些矛盾，可能会将社交焦虑误解为骄傲自大。这是因为他们非常重视别人的关注，或认为别人理应关注自己。而社交焦虑是恰恰相反的，它基于你对自己的认识：虚弱、能力差、没用或不如人，同时你也担心别人注意到这些。这会对一个人的社交能力和归属感产生严重的影响。

对自我意识与安全行为的补充说明

　　当自我意识爆发时，你可能很难将注意力从自身移走。这里有一些实用的建议，可以帮助你做到这一点。首先你需要锻炼自己，将注意力转移到一些不太具有威胁性的外部环境中。

这也有助于解释为什么本章中的一些建议实际执行起来很困难。这是因为自我关注与自我意识息息相关，使其不断持续，成为一种自我保护的方式。你可能感觉将注意力投向外部环境是一件很可怕的事，你担心会接收到别人传达的消极信息。这种恐惧感使你很难将注意力投向外部，尤其是在脸要变红、和别人对视，或感觉自己在某些方面很蠢——在别人面前"丢脸"时，又或是当自己的弱点被别人看穿，却还要观察他们的反应时。你可能会短暂地瞥对方一眼，然后立刻将视线移向别处，之后便再一次将注意力放在自己身上，甚至放弃了自我保护。但是在和外部世界进行了短暂接触之后，你可能反而会感到更加害怕。它虽然提醒你外部世界存在危险，却没给你充分的时间来认清事实并化解危险。

出于自我保护目的的自我关注虽然可以理解，但通常都会失败，因为它削弱了你的好奇心，使你无法战胜自己的恐惧。对外部世界的恐惧会进一步造成对事情后续发展的恐惧（焦虑预期）；它要求你将注意力放在当前，坏心情则很可能在之后对你纠缠不休。

换句话说就是，自我关注会影响你的看法、你注意到的事物以及进入你头脑里的信息；它会影响你解读信息的方式和你的观点；它决定了你会接受哪些信息，因此也会影响你的记忆。本章的内容是关于如何改变关注点，如何了解身边发生的事并准确掌握外界信息的。本章的主题是自我关注以及内心的消极预期。

当然，这些不仅仅会影响你的思维和行为，还会影响到你的感情。因此改变思维模式、行为模式和降低自我关注的方法可以相互结合。不过在克服社交焦虑的过程中，你也可以一次尝试一个方法。之后你可以确定问题的哪些方面是需要最先关注或投入更多精力的，这些都是造成困难的主要原因。最后你会发现这些方法可以自然而然地相互融合,思维模式的改变和消极思维的减少可以帮助你改变行为模式,使你变得更加善于社交,在社交场合中表现得更加自然和自信。

重点内容

· 自我关注会使人们感到局促不安。

· 自我关注在社交焦虑的恶性循环中处于中心地位,并能使问题进一步恶化。

· 如果将注意力全部放在自己身上,你脑中会充满焦虑的念头、感受和症状。这也意味着你会对周围的事物投入较少的注意力。因此自我关注会使你无法获得准确而全面的信息,同时你对周遭的一切也只有一个模糊的印象。

· 减少自我关注需要:转换关注点,弄清自我意识是如何影响你的,决心不再沉溺于不愉快的往事,尽量让自己想一些别的事情。

· 充分调动你的好奇心是非常有效的。将自己想象成研究社交的科学家。你可以首先在简单的场景中开展双向实验,使自己化身为准确客观、充满兴趣和好奇心的观察者。

· 停止自我关注,将注意力投向周围环境需要很大勇气。虽然自我关注感觉上更安全,但也令你易受自我意识影响。直面现实其实是一个更安全的选择。

· 自我关注能够影响你的看法、理解方式以及记忆。广泛的注意力有利于你更好地理解身边发生的事,新的行为模式可以使你的记忆充满新鲜事物,这样一来你就可以综合利用本书介绍的三个策略了。

8

改变思维模式

想象你前往朋友家中赴宴，发现房间里挤满了陌生人。当你进入房间时，其他人的谈话突然停止，这时你心里开始想："每个人都在看我。"这使你感到紧张，于是你迫不及待地喝了别人端来的酒，但仍然感到燥热。当别人询问你的名字时，你感觉自己好像处在众人的注视下。你可能在想："他们一定注意到了我是多么的害怕。"于是你躲避别人的目光，想找一个地方把酒杯放下以防自己将其意外弄洒。你开始怀疑自己是否能说出话来，并感到浑身发热。人们说话的声音越大，你越觉得"我真的不属于这里"，"我想不出任何可以令他们感兴趣的话"。这使你更难参与到谈话中去，你宁愿保持安静，躲避在自己的保护壳里，认为自己在别人面前一定显得非常愚蠢。你开始想法子提前离开，希望自己可以悄悄溜走。

第二天，你满脑子回想着自己昨天的表现。头脑中的画面使你再一次感受到当时的尴尬和恐惧。你决定再也不那么干了。与此同时，你的头脑里萦绕着一些其他的想法：交朋友是一件非常困难的事，自己与别人相比非常笨拙。由于自己一直是一个害羞的人，你怀疑自己是不是可以改变这些。其他害羞的人似乎都能在成长的过程中克服这一点，因此你怀疑自己是不是有什么问题。这样的思维模式持续越久，你就越绝望，越悲伤。

这一例子揭示了想法、感觉和行为在社交焦虑过程中是如何相互作用的。我们在之前解释过思维模式是如何通过不同方式影响社交焦虑或害羞的人的。仔细阅读有关内容，并且计算自己可以找到的思维模式的数量。它们中的一些在本书中被称为"想法"，用来揭示你脑中的想法是如何推动社交焦虑进一步发展的。在这种情况下，胡思乱想、下决定、过度关注自我以及头脑中出现意象的行为都与此相关。最后一段揭露了想法之间的因果联系，它们组成了一长串消极的思维链，反映了你对事件的看法以及对其含义的解读。

不同种类的想法

你可能已经注意到了自己的想法，并且明白它们可以导致焦虑，影响自己的思维和行为。但你也可能对此浑然不知，究其原因可能是你对它们已经司空见惯了（就像对你的发色和鞋尺码）。想法（或认知）有很多种类，而且我们没有必要将它们转化为语言。别人通常不会要求你这么做，如果你尝试这样做的话，有时可能会引发某种情绪，从而使自己的感觉更加糟糕。没有人想知道自己在别人面前到底显得有多愚蠢。尽管如此，我们还是需要弄明白想法的不同种类，这样你就可以更好地分辨自己的想法。

这些想法包括看法、预期和态度；它们可能会以意象、印象或记忆的形式存在；它们可能是一个人的信念和猜想，或是潜意识中的"生活准则"。这些思维模式都可以揭示你的内心世界，它们在恶性循环中起着重要作用，会导致社交焦虑进一步发展。即使你对此缺乏了解，甚至不经常将它们转化为文字，或者认为它们仅仅是"想法"，它们还是会起到那些作用的。

一些例子可以将这些解释得更加清楚。想法可以是未想通的看法，比如感到自己与别人不同，但是却无法准确解释为什么。它们可以反映在你人生早期对自己的意象或印象中。这些可能都建立在某段痛苦的回忆之上，比如曾经遭受拒绝、欺凌、孤立或指责。

很多人在遭受毫无征兆的批评或遇到上司之后会感到自卑，他们说自己头脑中出现了一些相关意象，比如自己是一个孩童，面临着强壮和苛责的老师。这些意象都和正在发生的事息息相关，虽然一些人不能立刻将两者联系起来。

社交焦虑者普遍都有一种要被批评的预感，与其说这是一种想法，不如说这是一种心态，这样的心态会影响一个人看待事物的方式。消极想法，比如，感觉自己无能、不受欢迎一般都与不自信有关（"我感觉自己什么都做不好"）。一个人会这样想，说明他对自己缺乏信心。能够造成社交焦虑的想法可能同时与自己和他人有关。比如，你可能会觉得其他人都很关心他人的情感，并能注意到他人的缺陷，或者每个人都比自己更有能力。你如果确实这样想，很容易就会产生与此一致的生活准则，比如"一旦你做出一些傻事，别人会指责并拒绝你"或"永远不要做出头鸟"。这些都是想法，其中的一些可能会被意识到，但剩下的则不然。

改变思维模式的主要策略

这一章内容提供了一些重要的策略，能帮助你应对那些使你感觉糟糕的想法，并阻止社交焦虑进一步发展。虽然上面列举的例子有些复杂，但下面介绍的策略是非常简明的。从根本上来说，主要分为两步：

1.学会识别你脑中的想法。弄清楚当你感到焦虑时，你在想些什么。

2.学会重复检验你的思维模式。

即使你的问题看起来令人困惑，让你觉得无从下手，本章中其他简单的例子也能让你学会该如何做，并找到解决问题的正确方向。本章着重介绍了那些容易辨别的思维模式，包括一些与每个人，甚至是那些几乎从未经历过社交焦虑的人，都息息相关的思维模式。第10章介绍了那些阻碍你建立起自信心的潜在的信念和猜想的种类，帮助你在进展不顺利时适当放慢脚步。两章内容互相呼应，但在剖析内心想法之前，你需要知道如何通过实验改变行为模式。我们将在第9章介绍这部分内容。

简要来说，本节介绍的主要策略是调整自己的想法并重新看待它们。你的思维模式会使社交焦虑持续发展。你的想法反映了社交场合对你的意义，这也解释了为什么某一社交场合对你来说尤其"危险"，充满了风险与威胁。找到另一种看待事物的方式会使你感觉更好，对你来说更有帮助。

第一步：弄清楚你在想些什么

首先就是弄清楚当你感到焦虑时，你在想些什么。这有时是非常容易做到的（比如当"马上就会出大问题了"的想法涌入你的脑子时），而且通常具有充分的理由（诸如：这场谈话看起来是进行不下去了）。但是有时这么做就很困难，因为这些导致焦虑的想法以及意象很难被发现。它们来去匆匆，甚至是不自觉的。它们就像是坏习惯一样——你可能对它们太过熟悉，以至于很难发觉，就好像自己戴着有色眼镜似的。

现在请回忆一个最近使你感到社交焦虑的场景。在记忆比较清晰时，试着回答下面这些问题。

第一步中的核心问题：识别你的想法

1. 开始感到焦虑时，你心里是怎么想的？之后呢？一切结束后呢？

2. 当时可能发生的最坏的事是什么？

3. 在这个场合中有哪些事是你在乎的？

4. 这个经历对你来说意味着什么？这反映出了你对自己和其他人怎样的看法呢？

有没有哪些想法使你感到更加糟糕？如果有，这些想法都是什么？你能把它们整理成语言吗？或者那只是存在于你脑海深处的一个想法？有时候，即便你心里非常清楚发生了什么，你也很难用语言准确地表达出来。

回顾一下本章开头的例子，如果你就是那个到朋友家吃饭的人，你该如何运用刚刚讲过的策略呢？下面是我们给出的一些例子。

对第一步中的核心问题的回答举例：

问题1：开始感到焦虑时，你心里是怎么想的？之后呢？一切结束后呢？

答案：我感到很紧张，并且表现得很明显。之后：他们都很适应这个环境，而我则格格不入。事情结束后：天哪，我好没用，我不觉得事情会发生任何转机。

问题2：当时可能发生的最坏的事是什么？

答案：如果有人和我谈话，我会感到大脑一片空白，甚至不得不离开房间。

问题3：在这个场合中有哪些事是你在乎的？

答案：我很讨厌这种愚蠢而尴尬的感觉。这些表现出卖了我，所有人都知道了我内心的焦虑。

问题4：这个经历对你来说意味着什么？这反映出了你对自己和其他人怎样的看法呢？

答案：我觉得一开始我就不应该来这里。这意味着我这辈子都摆脱不了这个问题。这意味着我和其他人都不一样，我可能永远都找不到一个可以接纳真实的我的人。这说明其他人不会对我这种人感兴趣。

尽管遭受社交焦虑折磨的人们具有一些共通之处，比如：在意他人的评价，但他们的具体想法都是有差异的。会出现这样的情况是因为他们都是不同的人，而且拥有不同的经历。所以识别相关的重要想法，寻找那些符合你的焦虑感受的描述，就显得非常重要了。

有时候你的描述与你的感受是相匹配的——比如你感到很尴尬，并记得自己好像做错事冲撞了别人，那么你的感受很显然是符合你的行为的；有时候会更加困难一些——比如，你可能觉得自己完全被拒绝了，即使你完全想不起来是什么事导致自己出现这样的想法。当这样的情况发生时，你要不断询问自己这些核心问题。试图将自己置身问题之外来判断自己的观点正确与否。或许那些有说服力的感觉(比如被回绝的感觉)能反映你的心态、信念或某一段特殊的记忆。仔细思考社交场合对你的意义，这有利于你进一步辨别这些想法。

"想法记录表"（例如下面的表格8.1那种）可以帮助你更好地记录自

表格8.1：帮助你识别想法的想法记录表		
场景 (尽可能表述清楚)	感觉 (可能多于一种)	想法、印象等 (将不同的想法区分开)
老板想见我	害怕、紧张	他对我的工作不满意
和一个非常有吸引力的人相处	恐惧 令人痛苦	我显得像个傻瓜 没有人喜欢我
和朋友一起去酒吧	惊慌 虚弱无力 心跳加速	他们会觉得我很古怪 我不会讲笑话
一个熟人来看望我	尴尬	我无法放松并正常做事
说不出话	坐立不安 感到羞愧	我很没用 我无法做正确的事
觉得自己说错话了	尴尬 害怕	我脸红得不能再红了
一个同事对我生气	被人耻笑 遭到拒绝	觉得自己很弱小、没有价值，如同当年在学校时那样

己的想法，并将自己的感觉与想法区分来开。附录中为你提供了一份空白的工作表(同时也提供了核心问题和以后我们会提到的工作表格)。将这些记录下来有利于你更好地跟踪自己的想法，并注意到这些想法是如何影响自己的感觉的。多复印几张工作表，或将它画在自己的笔记本中，将最近几天使你紧张或焦虑的场景记录进去。

在记录的过程中要用最近发生的场景或事件，或是自己记得最清楚的事件开头。把这些当作线索，将当时的内心活动（想法、主意、心态、意象等）用文字记录下来，就像上文提供的例子那样。

自己保留一份工作表，并随身携带，这样你就可以时时用它来激励自己。记录下：

- 场景的细节：在哪里和发生了什么（上星期六，去安东家吃晚饭）
- 你的感觉（比如害怕、紧张、无法忍受、虚弱）
- 你的想法，或者当产生某种感觉时你心里在想些什么（比如：我太害怕了，我肯定看起来特别蠢，我不想再在这待着了）

在该阶段，你的目的应该是在感到焦虑或紧张时关注自己内心的想法。看看你是否能将心理活动用文字描述出来，就像表格8.1提供的那样。

你可能觉得这对你来说很难，因为你觉得焦虑来自"悲伤的心情"，其背后没有任何想法；如果是这样的话，你可以试着做一些使自己感到焦虑的事，这样就可以注意到自己内心的变化。另一个方式就是向自己提出"核心问题"——那些场景对你意味着什么，反映出你是个怎样的人，回答问题的过程有助于你将心态和预期用文字记录下来。它们不像想法那样会出现在你头脑中，但是仍然属于"认知"（或"心灵的家具"），会作用于你的感觉，并且影响你应对困境的方式。

在你观察自己的感觉和想法时，你的描述越准确对你的帮助就越大，但是过后你可能会很容易忘记它们，所以最好在笔记本中记录下来，并尽可能把笔记本放在触手可及的地方。养成在心里默默记下发生过什么，并立刻用笔记录的好习惯。如果你每次都从最近发生的事开始想，鉴别自己的想法会更容易，因为你知道该从记忆中的哪些地方寻找它们。**不要仅仅停留在这些感觉上，而要以它们为契机思考自己的想法。**这样做就好像一个机械专家通过听引擎的声音来判断汽车的状况，并排查问题。

有时候人们仿佛会平白无故地感觉糟糕、焦虑、害怕或尴尬。不过这背后是有原因的。这些想法来去匆匆，而且心态和信念并不需要转换成语言就可以影响一个人的心情。想一想当焦虑发生时，你有怎样的记忆、稍纵即逝的想法或总体的印象。这可以帮助你弄清楚自己为什么会时不时地感觉糟糕。它也可以帮助你更好地认清自己的想法(发生在你头脑中的事)是怎样导致焦虑进一步发展的。当你的脑海里有当众受到呵斥，想要逃走或躲避的意象时，会感到难过和引人注意也是难免的。这样的记忆虽然属于过去，但可能会一直持续，并影响一个人的当下表现。意象会引发强烈的情感，因此会导致想法和感觉的恶性循环一直持续。

片面想法的出现模式

各种各样的想法会出现在使你感到焦虑的场合之前、之中和之后。在该场合之前，你可能会抱有**心理预期**（Predictions）：感觉自己可能会做错事，说错话，或暴露自己的"无能"。在社交场合中，很多人会试图读心（Mind-Reading），或猜测别人会对自己做出哪些反应以及他们心里在想些什么，或是**杞人忧天**（Catastrophise），猜想事情比实际看起来要糟糕得多。事后一个人很难不在自己糟糕预期的基础上评论或指责自己，想象自己在别人面前的形象是怎样的，以及别人会怎样拒绝自己，就像事后反思一样。最常见的一种模式是**情感推理**（Emotional Reasoning），即认为"我有什么样的感觉，就会表现成什么样"，或感到自己不讨人喜欢就意味着自己真的不讨人喜欢。

离开令你感到不适的环境后，你可能很难不去想自己做错了些什么，甚至一味严苛地指责和批评自己。社交焦虑会使一个人认为自己会受到他人的批评，同时进行高度的自我批评。这些想法经常由那些误以为自己犯了错误的回忆引起。在这种情况下，一个人通常会认为自己本应该"做得更好"，就好像自己应该为那些不可抗力带来的后果负责。将这些猜想和其他一些对自己和他人反应的臆测整合起来，便构成了一个事后剖析。

这些都是片面的想法。之所以说它们是片面的，是因为这些想法的形成受到了一种习惯的影响，这种习惯会使人以社交焦虑的视角审视所有事物，因此这些想法都是不准确的。就像在戴着有色眼镜看待事物，这些思维模式很容易使人将实际发生的事和自己的错误认识及错误解读联系起来。

改变这种想法的一个方法就是改变关注点，也就是第7章讲过的将注意力从自己内心转移到其他事情上。这样做能使你清醒地认识正在发生的事情（而不是沉浸在自己的想象中）。观察四周并聆听周围人说的话能够帮助你了解他们真正的反应，而不是任由自己的恐惧感摆布，产生各种臆测。接下来我们将会介绍更多改变个人想法的方法，在第9章我们会着重介绍改变行为模式的方法。你需要明白的是，思维和行为息息相关，其中一个发生改变时，另外一个也会受到影响（当你观察四周时会发现，沉默体现的是思维的深度而不是你所认为的沉闷和无聊）。

改变这些偏见并客观地看待事物可以使你感觉更好，但是首先你应该意识到偏见是存在的。下面的表格总结了几种偏见，并分别列举出了一些可能随之出现的想法。把它们放在这里解释的原因是，大部分人都有个人喜好，这有利于我们弄清楚为什么我们经常会陷入习惯性的思维模式。一旦你分辨出自己的个人喜好，就可以将自己的偏见当场抓住：比如"我又一次试图读心或猜测别人的想法了"。如果能做到这一点的话，你在克服社交焦虑的过程中一定会进步神速。

- 认为事情是针对自己的。假设另外一个人的做法是专门针对自己的，比如当自己正在讲话时，一个人离开房间或看向别处。

- 承担过错。承担不属于自己的责任。"他真的很生气。这一定是我的错。我要怎样做才能补救呢？"

- 读心。认为自己知道别人在想些什么。"她认为我话说得不够多"，"他不喜欢害羞的人"，"他们知道我多么不擅长做这个"。

- 悲观地看待事物。不承认美好的事物（或者使用消极的过滤器）："她说这些只是为了让我好过些"，"每个人都知道该如何点餐。我会点餐并不是什么值得骄傲的事"，"他们只是出于礼貌罢了"。

- 意气用事。将自己的感觉错当成事实："我好尴尬啊，每个人都在看着我"，仅仅凭自己的感觉就认定自己是无能的。

- 杞人忧天。觉得一旦事情出错的话就会变成一场灾难。"如果我做错一点儿小事，这段感情都完蛋了"，"如果这件事进展不顺利，我就别想再在这露脸了"。
- 一概而论。觉得偶然发生过的事以后也会不断发生。比如，你因为以前曾经意外弄洒过一杯牛奶，或没听懂一个笑话就认定自己会一直笨拙下去或错过笑点。
- 预知未来。"我永远都无法和具有吸引力的人愉快地聊天"，"我会一直孤独下去"，"没有人会邀请我"。
- 贴标签。"我很笨、无能、愚蠢、卑微"，"其他人都很不友好、苛责、有敌意、高人一等"。
- 抱有太多期待。觉得要是自己身上发生些变化的话，情况会好很多。"如果我更聪明、更漂亮、更智慧、更年轻、更像别人的话，该有多好。"

第二步：找到替代性的思维模式

找到替代性的思维模式是使自己感觉更好的主要方式之一。本章其余的内容就是要帮助大家用纸和笔，或者仅仅在头脑中做到这个。接下来的两章内容介绍了更多关于如何改变行为模式以及建立信心的方法。这些内容，加上第7章介绍过的减少自我关注都可以帮助你重新思考自己对社交生活的态度、猜想以及参与方式。

弄清楚自己的想法后，接下来就是重新检查你的想法。这样做的目的就是学会质疑你的想法，而非将它们当成现实。探查你的想法，以及你这样想时脑中涌现的"事实",看看它们是否恰当、有意义、对你有帮助。
这样做时,你可能会觉得世上存在唯一正确的看待事物的方法。但事实
正相反,看待事物的方法存在无数种,有些会使你感觉更坏,另外一些
会使你感觉更好。和一些人一同进餐时,你觉得其他人都能使用正确的
礼仪,唯独你不能。这种想法只是众多选择中的一种,也与你的紧张感
和自卑感相符,这使你无法放松下来,享受美食或者思考一些其他的事。
这里列举出来了一些其他的选择:

- 每个人都会做"正确"或"错误"的事
- 只有你一个人会从正确与否的角度思考问题
- 做事情的方式有许多种,你有权进行选择
- 与你做得是否"正确"相比,人们对你的想法更感兴趣
- 改变做事的方法可能会引起别人的好奇心,但除此之外不会有什么更严
  重的后果

　　实际上存在的思考方法比那些立刻涌入你脑海中的要多得多。你可以
认为天上的云是下雨的征兆,继而感到悲观失望,也可以认为它预示着阳
光将要出现,并感到开心愉悦,不过除此之外还有更多选择。你的思维模
式是重要的,你在意的事物会影响你的感受,当然你也可以学习不同的思
维模式。学习如何思考一件事可以帮助你更好地控制自己的情绪。
　　比如,当一个人觉得"他们认为我很古怪"时,会觉得很不开心。
如果反问自己:"我怎么可能知道他们在想些什么?"并用新的想法回答
这个问题"或许我只是在猜测,我和其他人没什么不同"的话,可能就

不会那么焦虑了。社交焦虑者往往会做出诸如此类的猜测，并立刻认定别人对自己有意见。

当你在街上看见一个许久没有见面的熟人从离你不远处经过，脸上一丝笑容都没有时，你会怎么想？你认为："我一定是做了什么冒犯他们的事"或"我觉得他们不喜欢我"？如果答案是"是"，那么这就很好地说明了为什么无端猜测和对他人看法的恐惧感联系得如此紧密。停下来仔细思考在这种情况下你会怎样想。

质疑那些令你不安的想法

你可以寻找一些其他的想法来代替那些令你不安的想法，比如我们在上文提到过的，询问自己一些核心问题。

以下是一些其他人觉得有帮助的问题。你可以把它们记到笔记本里，这样就可以在需要时立刻找到它们。

第二步中的核心问题：寻找替代方法

- 事实是什么？有哪些与你的猜想一致的证据？有哪些与你的猜想相悖的证据？哪种思考方法最符合事实？你心里的想法并不一定是事实。
- 有哪些可行的替代方法？如果你更加自信的话，会怎么想？其他人会如何看待这种情况？你会对抱有同样想法的人说些什么？关心你的人会怎么说？
- 最糟糕的设想或情况最终可以有多糟？最好的设想或情况最终可以有多好？哪一种最合理或接近真实呢？

- 哪些片面想法会影响你的思想？比如，你会轻易下结论吗？你的想法带有夸张性吗？你会将不同的事情一概而论吗？你会认定未来必然会发生什么吗？你会读心吗？你会将注意力完全集中在事物的消极面以至于忽视其他方面吗？

- 你可以为此做些什么呢？你本人有哪些技巧和策略呢？之前类似的经历对你有什么启发吗？来自他人或书籍的帮助、建议和支持哪些对你有用？你可以做出怎样的改变呢？你如果无法改变目前的处境，能够对此持有开放的态度吗？

回答你的焦虑想法

用这些问题来帮助你思考，将它们记录下来以防忘记。表格8.2可以用来帮助你记录自己的想法。你可以在附录中找到该表格的副本和核心问题。这样做的目的是在内心中找到其他的思维模式，不过一开始可能比较困难。表格8.2中提供了一些例子，你可以通过填表来检测自己被熟

表格8.2：用于寻找替代思维模式的想法记录表	
焦虑想法 （一次记录一个）	可能的替代思维模式 （可能多于一种）
我听起来很傻	或许每个人有时都会显得很傻。即使这发生在我身上，也不意味着我很傻
他们能看到我紧张的一面	很可能，但是这不意味着他们觉得我是个坏人。或许他们当时在思考其他的事，根本没有注意到我
一个熟人完全把我忽略了	你可以换个别的想法吗？

人忽略时的想法。此外，你可以找到另一种思维模式吗？

有时候人们觉得不把这些想法写下来也可以检测它们。在有些情况下确实如此。然而，对于每个人来说这些书面的测试都是很重要的，它可以给人充分的时间来寻找替代的思维模式，并将其转化成语言文字。否则，一个人可能只能找到一些模糊的概念。它们起到的效果远远比不上那些更加清晰的概念。

将自己的新想法以文字的形式填写在表8.2中，可以帮助你将注意力集中在它们上面。

该方法的本质是帮助你保持一种开放的态度，避免迷失在自己的恐惧中。恐惧会将你推向一种极端的立场——"每个人都可以看到我的愚蠢"，而非一个更加平衡和准确的思维模式。比如下面的例子：

- 或许人们没有在对我指指点点，他们甚至可能没有注意到我
- 或许我看不出别人在想些什么
- 或许实际情况没有我想的那么糟糕
- 或许人们不会因为你感到紧张而拒绝你，毕竟每个人都会经历这些
- 或许在本质上我和他们一样优秀

让自己在这些质疑中获益。努力像没有这些消极情绪的人一样思考。开启思维的旅程，看看你是不是可以探索到更多的想法。

寻找"有益"的思维模式

有益的思维模式有很多，只有你能够判断哪些对自己是有作用的。

总有一种有益的思维模式可以使你感觉更好。它符合实际情况（而不是你的恐惧和猜测，或是对实际情况的片面理解），能帮助你做自己想做的事。你可以看看自己在短期目标旁边列出的思维模式，问问自己这些新的思维模式能不能帮助你达到这些目标。

有益的思维模式还可以帮助你打破旧的思维模式，比如前面列出的那些偏见。对自己的偏好要格外注意，以便在感觉糟糕的时候立刻发现它们："看，我又在忽视那些积极的事情了。"

与那些偏见（尤其是杞人忧天或一概而论的看法）不同的是，这些有益的思维模式可以用更加恰当或"开放"的语言来表达，比如上面举出的"可能"例子。它们可以减轻你的压力，帮助你采取一种更加平衡和灵活的方式来看待事物。

造成压力的想法

有关这些想法的例子有："我必须想出一些有意思的话"，"我应该更加喜欢其他人"，"我理应努力变得更加风趣和幽默"。这些想法含有强制性词汇，比如"必须""应该"和"理应"，很多人会用它们来激励自己，或督促自己"进步"。这些词汇对你是不利的，因为它们会增加你的压力和紧张感，并且它们表达的是一种强制性的要求而不是自然而然养成的习惯，这些约束在实际生活中经常会被打破。想想那些打破传统却并不会为此担忧的人。

改变这些想法一开始会很困难，仿佛如果你不去做那些"该做"的事，就会有糟糕的事情发生。一种解决方式就是从受益而非强制性的角度来思考。用这样的想法激励自己："如果我……会更好"，而不是用"必须""应该"或"理应"等词汇来迫使自己做一些事。

极端想法

极端想法一般会包括诸如"一直""从来""完全""没有任何人"等词汇，比如"他们完全忽视我了"，"人们从来都不喜欢我"，"我总是把事情搞砸"，"没有人在30岁以后还感到害羞"，等等。从本质上来看，这些极端想法描述的情形基本不会发生，即便发生了，也是格外引人注意的：比如在4分钟内跑完1600米或遇到像爱因斯坦一样聪明的人。

有时候这些造成压力的词汇会和极端性词汇同时出现："你应该时刻保持礼貌"，"我永远都不应该暴露自己的愤怒"，"你应该永远礼让他人"。这些言论就像是生活的法则一样，与潜在信念和猜想息息相关。大多数人在成长的过程中都会吸收并内化这些想法。在一些情况下，它们确实有道理，这些例子通常都是父母和老师的论调，他们把这些当作家庭或学校的生活"规范"。但是，我们每个人都有显得不礼貌、愤怒或一味追求自己的目标的时候，我们经常会为了自己的目的而忽视他人的想法。因此，与其在这种情况下同时用具有压力性和极端性的想法对自己造成"双重打击"，不如采取一些更加平衡和恰当的方式来看待事物。与其使用一些隐含威胁性的词汇（它们背后似乎有"否则……"的意味），不如寻找更加有益的思维模式。在学习新知识的过程中，使用奖励比威胁要有效得多。威胁往往会造成紧张、忧虑、不安等情绪。

可供参考的想法有："如果我礼貌一些，事情往往会得到解决"，"每个人都会生气，重要的是你选择用哪种方式表达"或"有时候抢在别人前面是完全可以的"。要注意到这些更加合理的想法是如何指引你的，保留并发展那些有用的策略，比如协商争端、表达愤怒以及轮流做事的方法。

为什么寻找替代思维模式很困难？

"是的，不过……"

　　紧张感与对未来的担忧会同时出现，其主题有可能关乎可能出错的事，也有可能关乎事态的严重性。这使我们很容易怀疑新的思维模式，并在之后加上"是的，不过……"比如："是的，我知道他们看起来很喜欢我，但是他们并没有真正了解我"或"是的，我没有说傻话，但我几乎也没说什么话"。怀疑是低估的另一种方式，我们可以使用认知治疗策略来解决该问题——发现这类想法并再次检验它，看看它是否有意义。或许当人们更深入地接触你时，就能更好地了解你了。或许在和别人交谈时，说更多的话，掌握更多的主动权，可以帮助你更好地鉴别哪些话使你显得愚蠢。

内在自我批评

　　难以找到替代的思维模式，还有一个原因就是人们过于关注内心的声音，这些声音在事情变得糟糕时使人沮丧，并传递批评与指责。我们每个人偶尔都会沉浸在内心的世界里，就好像在不出声地对另一个"自己"说："你是个傻瓜"，自己却对此浑然不知一样。这种内心独白或对话，很可能与之前听到的话有关。有时候就和父母、老师或朋友口中说出的一样，比如"如果你不大声说出来的话，其他人当然听不到你说的话"。这有时还能反映出一些你自己的看法，比如"你很没用"。困难之处就在于这些声音发自内心，更容易反映内心的想法而非实际情况。解决方法仍然是坚持实际，不要被那些过时的思维模式所误导，它们早就脱离了现实，只会使你感觉糟糕。

感到自卑

当感到消沉、泄气或悲观时，人就很难换一种角度来看问题。就好像消极的情绪给我们戴上了有色眼镜，使我们透过消极的过滤器来看待事物。如果这样的情况出现在你的身上，你要做的第一件事就是提醒自己，想法与感觉之间的关系是非常密切的。当你感到自己与别人不一样时，应该扫描自己的记忆，寻找自己看待其他事情的类似例子。你可能需要想办法放大自己的扫描仪，使其聚焦得更加清楚，因为你消极的情绪可能使一切事物都笼罩在迷雾下，因此这些例子可能会变得非常隐秘。

最重要的是，那些感觉并不会使事情成真，尽管由于它们，你很难换个角度看问题。只有将注意力放在实际情况上，把事实与自己的感觉分离开来时，你才能真正看清事物的真相。

怎样使事情变得更加容易

大多数遭遇过心理问题的人都曾很努力地试图克服困难。他们可能患有社交焦虑或害羞，并且想方设法地努力克服自己的障碍。他们的很多想法都是正确的。他们努力坚持而不是逃避问题。他们试图对自己说一些让自己感到高兴的话。这些描述是由一位在接受治疗前与心理问题抗争了长达15年的患者提供的，这非常符合认知疗法的目标。他们并没有停滞在问题及其带来的消极影响上，而是放松下来，放眼未来，追求更好的生活。因此问题并没有持续下去。更加有效且有针对性地采取策略，对于打破导致问题持续发展的恶性循环来说更加有效。但是在开始时可能比较困难。用新的方式做新的事可能会使一个人感到紧张和危险。通常帮助自己需要很大的勇气和毅力。

如果你知道身边的某些人正在这样做，你打算怎样帮助他们呢？他们需要你怎样做呢？答案是：

同情

理解

鼓励

对一个人来说，以这些方式对待别人比对待自己要容易得多。大多数人都忽视了"自我提高"或"自助"，因而陷入了自我批评、指责或咒骂，比如"都是我的错"，"我很笨拙"，"没用"，"懦夫"，等等。这些都是消极无益想法的典型例子。社交焦虑或害羞的人可以想出无数种诸如此类的话令自己变得沮丧。对自己更加同情，花更多的时间研究自己看待困难的方式及其不断持续的原因，可以帮助你更容易做出改变，也更可能在改变的过程中激励你自己。或许这些话听起来非常平淡无奇或微不足道，但重要的是，一个人很容易忽视这些话对自己产生的危害。

下一部分，我们对本章提到的方法进行了总结，通过综合利用这些方法，你能有效改变自己的思维模式以及行为模式。

结合所有方法

改变思维模式的两个方法是学会认识自己的内心以及学会检验自己的想法。将这两个方法结合起来有利于你找到使自己感觉更好的思维模式，也有利于你更好地实践新的思维模式。你会开始改变自己的行为和思维模式。改变行为模式是下一章的主要内容，我们在这里主要阐述如何将改变思维模式的两个方法结合起来。

表格8.3对该方法进行了具体介绍。本书附录部分提供了相关表格，你可以复印并填写，以此记录自己的想法。你可能已经注意到了在该表格中有两栏额外的内容。第一栏"感觉的变化"可以用来记录你在改变思维模式时自身感觉发生的变化。表格提供了相应的分数范围，从"使自己感觉更加糟糕（–10）"到"完全没有变化（0）"再到"使自己感到更好（+10）"。正如你能从这些例子中看到的那样，一些新的思维模式可能不如其他的有效，而另外一些，比如这里列出的最后一种，或许在其他方法都没有奏效的情况下会对你有所帮助。需要记住的是，你正在寻找的是那些可以使自己感觉更好，使自己做自己想做的事的思维模式。在成功找到它们之前，你可能需要一些锻炼。

第二栏是"行动方案"，它要求你思考你能做出的改变。这样做的意义是提醒你只有将新的思维模式付诸实践才能拥有最大的收获，这就需要你在改变自己的思维模式的同时，改变自己的行为模式。下一章主要介绍相应的做法，在这里你只需要思考自己想要怎样改变行为模式，这样之后你就可以将其付诸实践。如果一气呵成比较困难，你可以分步完成。你可以使用书中的方法来帮助自己制定适合的行动方案。表格8.3列出的例子有助于你更好地理解并掌握这个表格。但是要记住，如果该表格对你来说太难填了，你可以对它进行修改，让它更贴近自己的需求。很多充满创造力的社交焦虑者都能用自己的方法完成这些，并用笔记本来记录自己的想法。

表格8.3：完整的想法记录表

场景 (尽可能详细)	焦虑想法 (将不同的想法分开)	积极的替代想法 (可能多于一种)	感觉的变化 -10 ～ +10	行动方案 (我能做些什么改变呢？)
在一场聚会上和C谈话	我没有做出什么积极的贡献	不是"完全没有"，可能只有"一点点" 我心中有想说的话，只是没法说出来		思考怎样开始谈话 听其他人怎么说
谈话卡住	他一定觉得我令人绝望	我无从得知他在想什么 这里只有我们两个人，也有可能是他的问题	有一点点好 可能+2或+3	当谈话卡住时，尝试离开和另一个人谈话
在一个酒吧的桌子上拿起酒杯和队员喝酒；手在发抖	他们会注意到我在发抖，这一举动会出卖我 他们会一眼看穿我并发现我是多么无能的一个人	好吧，他们可能看到了，但是手抖并不是什么大问题，每个人都有这样的时候 他们需要我这个队员，这说明我并不是完全没有用的	理论上感觉好了很多如果我这样想的话，可能是+8，实际上可能是+6	尝试将注意力从自己的身上转移，继续做该做的事和别人说更多的话，不理会自己的感觉
害怕去工作，可能有人会问我假期都干了些什么	我可以假装不舒服 我可以编一些谎话	这会使我感觉更不舒服并愧疚 是的，但是那不是真实的，他们有可能会发现真相	还是感到焦虑，不过如果我这样想的话应该比不这样想好一些+3	站起来离开这里吧
不希望别人问我周末有什么打算	除我以外，其他人都有很充实的社交生活	可能是也可能不是 我现在还不知道	还是焦虑 ——没有变化=0	我可以试着问问别人，看看他们会怎么回答 我需要计划一些事，无论是不是和别人一起

在填写表格时，你可能会面临困难和未完成的想法，即使你最初感到不舒服或尴尬，也一定要对自己保持诚实。在寻找新的思维模式的同时，你也会逐渐利用这些方法改变自己的感觉，并设计适合自己的行动方案，在这个过程中你会感觉更好。

用纸和笔来完成这些练习同样很重要。在头脑中把事情想清楚可能比你想象的要困难得多，而且这样做你可能会忽视问题或只能形成非常模糊的行动方案。

如果你熟悉了这些方法，日后面对引发社交焦虑问题的场合时，你能做到更少地依赖纸笔，更多地依赖头脑来思考。有一位社交焦虑者说，在这样做时，一开始有坐上"焦虑过山车"的危机感，如此一来就很难镇静下来并进行理性思考。不过她也发现，一旦她稍事休息使自己冷静下来，就可以重新获得掌控权并理性地思考。她也不断提醒自己，她在尝试改变的是存在已久的思维模式，从来没有人认为这很容易。不过，如果勤加练习，并将本章介绍的方法和本书介绍的减少自我关注、改变行为模式以及建立信心的方法结合起来，这样的改变会变得更加容易。

制作一些记忆卡片，帮助自己更好地记住新的思维模式

旧的思维模式就像坏习惯，会周而复始地纠缠你，这样的话，你很容易会陷入以往片面的思维模式。社交焦虑者们公认的常见主题和模式大概有以下几种：

1. 负担了太多责任

2. 情感推理

3. 对自己的社交表现设定了过高的标准

4. 相信自己令人厌烦、不可爱或无趣

你可能需要多留意上面提到的内容。

一种有效方法就是制作记忆卡片。这样能帮助自己摒弃旧习惯，培养新习惯。记忆卡片就像是你可以随身携带的思维模式。选择卡片的原因是，卡片比纸片寿命更长，并且可以放入你的口袋或钱包。此外，将它记录在手机里也是同样可取的。

给自己做一个卡片，在一边写下一种典型的焦虑想法，比如"每个人都看得出我有多紧张"，"我总是让自己显得很蠢"，"他们不想让我待在他们身边"或你最喜欢的偏见"我是不是又理解错了？"在另一边写下一种你觉得有帮助的思维模式。利用卡片的背面（或下一页）来总结你所做的事情，并提醒自己，在尝试用新的思维模式替换旧的时，事情会发生怎样的转变。时刻携带这些卡片（或你的手机），这样你就可以随时随地使用它们——当你打算出发做一些有困难的事时；在你到达一个新的地方开始着手做自己该做的事之前；在事情结束后，"事后反思"发生之前；还有当你感到自己信心不足时。

重点内容

· 想法会影响你的感觉，感觉也会反过来影响你的想法。改变思维模式可以使你感觉更好。思维模式有很多种，其中的一些大多数人都没用语言表达过。

· 第一步是辨别你自己的思维模式。

· 一些思维模式反映了偏见。片面的思维模式很可能是错误的。很多社交焦虑者都有自己"最喜欢"的偏见。如果你能清楚地把它们找出来，那么改变它们对你来说会很容易。

· 第二步是寻找其他的思维模式。

· 好的思维模式一般可以用比较公平又温和的语言表述。

· 怀疑自己以及寻找"是的，不过……"一类的借口会使这一过程变得困难。

· 如果你可以在这一过程中使用那些你经常用来帮助别人的，充满鼓励性、理解性、同情性的方法，会更容易找到新的思维模式。

· 想法记录表是很有用的。虽然本章中的练习可以在头脑中完成，但从长期来看，使用纸笔完成它们，你的收获会更大。附录中提供了本章中讲到的想法记录表。

· 用记忆卡片来总结你所做的工作，利用它们来让自己掌握那些有益的新的思维模式。

9

改变行为模式

上一章主要介绍了怎样更加了解自己看待焦虑场景的方式，以及怎样密切观察自己的想法。本章主要关于如何发现新的行为模式带来的改变。本章阐述了如何从行为上检测你的想法以及如何通过实验提高自己的社交表现。回想自己所做的不同的事，产生的结果以及这样做的意义有利于你更好地建立社交信心，减少社交焦虑。想法、感觉和行为都是互相联系的。如果感到自己和周围的人格格不入，你可能会意志消沉，然后希望尽可能和他们进行流于表面的社交。因此，改变行为模式和改变思维模式都是很重要的，它们可以使你感觉更棒。

尝试新的行为模式有利于你探索更实际、更有益的思维模式，比如表现得更加开放，询问更多问题或更努力交朋友。

采用新的行为模式可以直接检测你的想法。当你的想法涉及对未来的预测时，这一点尤其明显。想着"我会一直恐惧下去"或"我无法解释清楚自己的意思，我会手足无措"会令你想要保护自己。如果以躲避一切的方式追求安全，你将永远无法得知自己的预测正确与否。试着冒险改变自己的行为模式吧，这样你就能知道自己的预测是否准确了。你可能一直在无端焦虑。

弗朗基避免直视别人。她觉得这样做会令自己非常害怕（第一个假设），如果她盯着别人看的话，他们就会发现自己的内心有多么恐惧（第二个假设）。她的第三个假设是他们接着就会做出一些对自己置之不理或冷漠无情的举动，比如走开或与别人交谈。但是当她（真正地）直面困难，努力直视邻居格雷格时，他对她笑了笑，并问她是否要去商店，自己能不能和她一起走，两人正好顺路。

她认为自己会感到害怕是一个正确的预测。她确实不知道格雷格是否能看出她内心的恐惧感，但是她确实证实了自己的第三个预测是错误的——格雷格很明显是一个友善的人，因此她立刻平复了恐惧情绪。

这就是为什么即使你感到异常危险，也必须改变行为模式。大多数社交焦虑者希望避免尴尬局面或使自己免遭嘲笑。因此他们会尽可能让自己远离灾难，避免做有风险的事情。长此以往，他们的生活就会受到限制。但他们的思维模式往往会使自己误认为这是唯一谨慎的方式。社交焦虑中的安全行为和逃避行为是可以理解的，但是从长远来看，这些行为只会使问题进一步恶化，而不是得到解决。将注意力放在外部，反思自己的焦虑想法能够为下一步——改变你自己的行为模式打好基础。如果你希望将自己的新想法付诸实践，就要留意这一步。仔细思考你进行的实验，将治疗的三个步骤结合起来。这样做，你可以利用新的行为及思维模式减轻自怨自艾的消极情绪。比如，表达你的真实想法能够使你认识到，在发言时没有必要害怕尴尬或感到自卑，其他人比你想象中的要更加关心和尊重你的意见。如果不改变行为模式，你就很难发现这一点。

改变行为模式意味着什么？

如果想要从本章内容中收获更多，你就需要弄清楚社交焦虑或害羞是如何影响你的行为的。

我们在下面介绍了几种不同的方法，但在这之前大家最好先通读下面的内容，并回答几个问题。

步骤一：回忆一下哪些事情是你想要做，但是目前受到社交焦虑的影响而无法完成的。这些例子或许能够帮助你更好地思考这个问题：

- 尝试主动了解一个人
- 邀请一个不太熟悉的人和你一起做一件事
- 寻找一个新工作
- 反对一个权威人士
- 要求别人做一件事，比如给予帮助，把音乐声调低，或者给你提高薪水
- 接受培训或升职的机会
- 更好地利用某个机会提升自己或掌握一门新的技能

步骤二：利用下面的三个问题，弄清楚你的恐惧是如何阻碍你的，并找到具体的可改善方面。

1. 当感到社交焦虑减弱时，你可以做些什么？

那么问问自己，是什么在妨碍你做自己想做的事，阻止你释放自己的潜能，然后将答案记录下来。在某种程度上，答案很可能是"社交焦虑"。

但从另一种角度来看，答案也有可能是这些社交场合对你的意义。它使你不断将社交场合视为尴尬和嘲讽的来源，使你相信它们充满风险，自己很可能会出错。这些潜在的危险和威胁使你忐忑不安，徘徊不前。这意味着它干扰了你正常的行为模式。如果危险不复存在了，你是否能完成自己想完成的事呢？

2. 如果尝试这样做，你觉得会出现什么差错呢？

那些阻碍你实现潜能的担忧反映了你的思维模式及其深远的影响。当被某个人威胁时，你会想方设法逃避以保护自己。摒弃安全行为和逃避行为，依照下面的方法来做，有利于你发现哪些威胁真正构成了危险，需要你采取保护措施。这些方法有助于改变它们对于你的意义，这样一来你就可以使始于自我意识和思维的改变过程持续下去。所以到底是什么出了错呢？像上文的弗朗基那样，多找几个预言。

3. 如果你的预言被证实是错误的，并且事情的结果比你预想的要好，这对你来说意味着什么？这会如何改变你对自己的看法？

要回答这些问题，你首先需要思考，如果不感到社交焦虑，你能够做哪些事，这对你来说意味着什么。这样一来，当你开始依照下面的方法改变自己的行为模式时，你就可以在进行改变的同时思考它们的意义是什么。虽然改变行为模式和挑战困难很重要，但当你停下来去思考自己之前做了些什么时，你的收获是最大的。

你只有在按照下面的步骤改变自己的行为模式，并反复思考这些问题的答案时，才能最大限度地使自己从焦虑中解脱出来，并使自己为挑战困难所付出的勇气得到最大的回报。

这种做法十分必要，其中一个原因就是在感到很糟糕时，很多社交焦虑者会持续不断地做那些令自己感到焦虑的事，比如去可以认识陌生人的场合，或是在别人家吃饭，然后发现这样做的效果很难保持。他们想要实现自己的潜能，做真正的自己，并且希望自己做正确的事，而非频频出错。但是通常来说，他们的勇气并不能得到回报，而且问题也难以得到彻底的解决。其中的一个原因就是，那些勇气可嘉的行为，或者说发生改变的行为，对你来说并没有什么重大意义。它们并不能改变你对未来的心理预期，除非你同时改变自己的预期。你可能将在这个过程中获得的"偶尔的成功"看作是"幸运"，或归功于其他人。

你如果依照下面的步骤做，就可以更好地利用自己的勇气来改变行为模式，这样一来你就可以检测自己对未来的预期并最大限度地做出改变。最终这会为你与他人的互动带来新的意义，尤其当互动不尽如人意时。

改变行为模式的方法：微型实验

改变行为模式不需要特殊的技能。这更像是寻找将自己从担忧中解脱出来的方法，而不是学习一门新的语言。改变行为模式的两个主要方法包括摒弃安全行为和直面现实。在这个过程中我们主要使用的手段就是进行**微型实验**（Mini-Experiment）。你只需对行为模式的改变所带来的变化保持好奇心就可以了。接下来我们将详细介绍具体的做法，不过首先你需要为主要的实验手段建立一个提纲。

想运用实验手段来检测你将要做的事，你需要通过尝试不同的行为模式来发现事情的结果，即别人的反应、你的感受等。表格9.1介绍了4种主要方式，下一节主要解释了如何在实际生活中应用它们来改变安全行为及躲避行为。

表格9.1：微型实验的步骤

在心中构想出一个特定的社交场合：

1. 辨别自己目前的行为模式。（安全行为或躲避行为等）。

2. 将它与自己的想法进行联系。比如，确认你的预测、期望、想法、态度、信念、猜想和记忆等。

3. 决定做出怎样的改变。这样做的目的是调动你的勇气和好奇心。

4. 评估结果。在进行事后反思时，保持包容的态度，确认自己当初的想法是否正确。

下面内容介绍了具体该如何做。

表格9.2：微型实验的例子

多妮特最担心的事是，人们在了解她之后就不会喜欢她了。在结束周末假期继续上班时，她决定改变自己的行为模式，并进行下列的实验：

1. **辨别自己目前的行为模式**：避免谈论有关自己的事情、活动或意见，尤其是在工作场合。通过保持安静来保护自己。

2. **将它与自己的想法进行联系**：人们对我缺乏兴趣。如果我和他们说话，他们就会扭头走掉，或根本不听我的话。

3. **决定做出怎样的改变**：我会尽量和另外一个人分享周末时经历的趣事。

4.评估结果：我跟杰布说了我之前看的电影。他也看过，并且很喜欢。其他人开始加入我们的谈话。我一直保持沉默，直到有一个人问我喜不喜欢电影的结局，我给出了肯定的回答。但他们却不喜欢这个结局，因此谈话便慢慢结束了。

结论：他们确实听了我说的话。他们没有把我排除在外。但我很难想出接下来该怎么做。

改变安全行为

正如我们之前讲过的，社交的困难之一就在于我们无法控制别人。在任何时候他们都有可能做出使你面临威胁的事，询问你的看法，把你介绍给你害怕的人，或者在你与他们交谈的时候转身离开走向别人。安全行为是你为了保护自己而做出的行为。从长期来看，它们会降低你的信心，并留下"你需要保护"的信息。如果没有它们，你会变得不安全。比如，如果你没有转过头去，别人很可能认为你有话要说，但是那时你的大脑里可能是一片空白。

安全行为会产生的另一个问题就是它们会暗示自己起了作用——它们成功地阻止了威胁或正在发生的灾难。当你将头转过去时，就可以完全避免发言，让别人将谈话继续下去。随着谈话的发展，看起来好像没有人会发觉你头脑一片空白，虽然你可能跟不上别人的讨论，但这不会令其他人对你的社交困难产生关注，或造成令人尴尬的沉默。

安全行为，比如用头发遮住脸，或者通过吸烟使自己的手有事可做，会阻碍你认清现实，并导致问题持续发展。它们还会使问题进一步恶化，尤其是当它们变得越发明显或引人注意时。比如，当你试图小声说话以避免招致别人的关注时，人们可能反而会让你重复刚刚说过的话，这样你可能要在所有人的关注下更大声地重复自己的话。同样地，你试图避免谈论私事，借此来隐藏"真实的自我"，但是这样做有可能反而会引起别人的好奇（尤其是在他们想要表现得亲切一些时），于是他们便开始询问更多的私人问题。

每个人都有一套独特的安全行为，因此只有你知道自己会如何做。一些常见的例子包括：眼睛向下看从而躲避别人的视线，穿浅颜色的衣服以防自己发热或流汗，会议结束后赶紧离开会议室来躲避会后的"闲聊"或对自己将要说的话过于谨慎。

很多社交焦虑的人都在感到不舒服时盘算着寻找"逃生通道"，并提前编好借口以便随时逃离。大多数行为都是为了避免别人的关注。在第1章中你可以找到更多的例子。

运用4个步骤摒弃安全行为

每个微型实验都包含这4个步骤。在你尝试摆脱安全行为和逃避现实时，它能为你带来很大帮助。安全行为包含一些使你感到安全的事情（比如去酒吧时带上一个朋友）以及逃避会使你感到焦虑的事情（比如演讲），因此由于对象的不同，这些步骤可能发生些许变化。所以，策划一个可以帮你摒弃安全行为的微型实验吧：第1步是明确你为了保护自身安全都做了些什么；第2步是仔细思考什么可能会出错，这样做可以弄明白安全行为是怎样保护你的，以及你对不采取安全行为会产生的后果的预测；第

3步是明确改变行为模式所带来的效果；最后一步是进行总结。下面我们将具体地介绍这4个步骤。

第1步：确认你做了些什么

　　为了更好地解决问题，你首先需要了解它们。所谓知易行难，很多安全行为就像习惯一样，你可能从未在意过。它们可能是只有你自己知道的事，比如在说话前演练，也可能是其他人可以看到的事，比如只穿"正确"的衣服。它们也有可能是你不愿意做的事，比如谈论你的私事或你的感受，讲故事或者笑话。当你在寻找安全行为时，最好给自己点鼓励。

　　思考一下最近有哪些场景使你感觉非常难熬，问问自己为了防止自己处于弱势或暴露于人前你都做了哪些努力。另外，弄清楚会让情况变糟的事对你也有一些帮助，比如说话时必须带着笔记，或者无法在出门之前喝酒。寻找"支撑"是保护安全的一种普遍做法。

　　将所有能想到的安全行为都写下来，并不断补充你的清单。其他人能够给你带来"安全感"吗？当他们在你身边时，你是不是感觉更好？你会将他们作为你的安全系统的一部分吗？

辨别安全行为的一些核心问题

· 你是怎样预防坏事情发生的呢？

· 你是怎样保护自己免受社交尴尬的？

· 如果突然间遭遇危机，你要做的第一件事是什么？

· 你是怎样防止其他人注意到你的焦虑症状的？

- 你怎样确保事情不会出错？
- 你是怎样隐藏你的问题或防止其暴露的呢？

第2步：做出预测

在第2个步骤中你需要考虑的是，在抛弃安全行为或保护行为时会发生什么。为了明确自己的预测，你需要仔细回忆自己究竟在何时何地会感到糟糕，挑一个你印象最深的情景。或者考虑一下哪些事是即将发生的。在这一阶段，你可以问自己几个问题：比如，你预测会发生什么？你害怕什么会出错？如果不保护自己的话，会发生什么？但是最重要的问题是下面这个：

最糟糕的情况会是什么？

确保你自己已经想到了最坏的情况，并且将它写下来，这样你就可以明确知道它究竟是什么。有时候你最害怕的事可能也没有那么可怕，甚至有的太极端了，以至于你自己都知道那基本不会发生，比如觉得每个人都会公开指责或嘲笑你。有的预测则比较符合实际情况。有人用头发盖住脸以掩饰自己的害羞，害怕别人会嘲笑自己。一位社交焦虑者确实在高中时期经历过类似的事，她认为在自己说话时，别人如果发现自己的脸像培根一样滚烫、发红，一定会嘲讽她。另一个总是尝试给同事讲笑话的人觉得，自己如果不经常引别人发笑的话，一定会遭到别人的拒绝或孤立。

思考一下要怎样表述自己的预期，才能使它们具有可检测性。对自己的预期可能是最容易检测的："我发抖的话，就会打翻牛奶"，"我会失去对焦虑的控制"。而针对其他人的预期，只有在信息足够多时才可能准确。你可能觉得其他人会盯着你看或无视你。虽然这些预期具有可检测性，但是你无法得知他人内心的真实想法。对于其他人的想法和态度的预期是最棘手的了。而对行为的预期则简单一些。要检测那些与被拒绝或完全忽视有关的预期，你可以先搞清楚为什么自己会这样想。你可以先确定被别人拒绝的客观迹象是什么，并确保自己身上没有这些迹象，比如别人转身离开你，或者打哈欠，这些都是拒绝的迹象。这些迹象发生的客观原因有很多，当它们不甚清楚时，会给一个人的焦虑想法留有很大空间。在这种情况下，最好检测下诸如"我被他人冷落""别人不愿意和我说话"或"其他人不想回答我，直视我的双眼或者邀请我加入他们"的预期是否准确。

当一个人对其他人的反应抱有预期，比如觉得别人没有认真对待自己时，是很难预测得准确的。

怎样才能得知别人是否认真对待你了呢？其他人是怎样知道的呢？你可以裁决哪些举止是不认真的表现，并确定一些评判标准，比如从不注意你说的话，或者一直忽视你的看法。但如果这些标准包含"极端"词汇，比如"从来"和"一直"，就很可能是错误的。值得注意的是，试图寻找某种特定预期的举动本身就说明预期的存在是过于普遍的，因此它的准确性难以保证。一些符合实际的预期对你会更加有益。在检测自己的预期的过程中，你可以获得新的见解。

第 3 步：在你放弃安全行为之后会发生什么？

进行第 3 步时，你需要考虑改变自己的行为模式：一个你可以实施的微型实验。构想一个你可以表现得有所不同的场景，比如当着其他人的面接听电话，或者主动找别人谈话。你会做出哪些改变呢？你对此了解得越清晰越好。你可以从清单中选择一项安全行为，并为自己设计一个微型实验，检测在"非防御"的状态下会发生什么：比如，当你直视别人的眼睛而不是躲躲闪闪，或者发表自己的意见而非唯唯诺诺时；如果你为了放松一下，将自己的手放在电话、铅笔或是咖啡杯上，而非为了停止发抖而令肌肉紧绷起来。

这样做的目的是确认令你害怕的事物的真实性，这就需要你脱下铠甲，来看看危险是否会降临。

这是最艰难，也是在尝试之初显得最有风险的一步。但是这一步也会帮助你开始对自己的适应能力建立信心，并更好地应对各种处境。如果在一开始感到焦虑的话，你可以再试一次，看看焦虑感会不会逐渐下降。

小提示：社交有很多方式，并不是一成不变或约定俗成的。如果你在社交的过程中感到轻松并表露"真实的自己"，就说明你的社交方式和别人的一样好。总是试图保护自己的安全会令你感到更加紧张和不自然。适应了没有安全行为的生活后，你就可以更好地适应环境，以更加自然的新方式与他人进行互动，尽管一开始你可能会感到紧张。正如那个曾经用头发遮挡脸庞以掩饰害羞的女生尝试将头发梳到后面，当着众人的面高昂着自己的头；那个曾勉强自己一直讲笑话的人尝试让自己安静下来直到自己有想说的话。

第4步：评估结果

想一想当你改变行为模式时，都发生了些什么。确保你能够实事求是，而不是不经思考就认定别人对你有什么看法，或者猜想自己肯定做了一

表格9.3: 改变行为模式的想法记录表				
特定的场景 (设想一个你会使用安全行为的场景)	预测 （如果你放弃保护自己会发生什么？你是怎么知道的？）	实验 (你是以何种方式得知的？你会做出什么改变？)	实际上发生了什么？ (你看到了什么？坚持实际)	结论 (这说明什么？)
办公室里的一个人询问我一些事情，而我试图把脸藏起来	我的脸会变得通红，他们会左顾右盼，停止和我谈话	我会停止隐藏自己，展示全部的自己，让其他人看到发生了什么	我的脸确实变红了，但是谈话在继续	脸红这事并不像以前那样令我感到恐惧了，我不需要隐藏自己了
当我为了不让谈话出现空白，而开始胡说八道时，谈话就发生了中断	沉默会持续下去，没人能接话茬儿，我会紧张得失去控制，被其他人看穿自己的失态	我会停止说话，等待其他人打破沉默	我确实觉得非常忐忑，但是其他人准备好了之后会将谈话进行下去	我不是唯一一个该为推进谈话负责的人
选择不太可能碰见自己不喜欢或必须寒暄的人的时间段出门	他们会走到我身边询问一些我需要回答的问题，我会觉得紧张，因此说一些傻话	我会选择人多的时间段出门，如果其他人和我谈话，我会回答而不是故意穿过马路来躲避其他人	我觉得非常害怕，但是有人问候我"早晨好"时，我回答了"很好"，我与一个认识的人擦身而过，但是他什么都没说	我觉得我可以适应这一改变，其他人在这些情况下可能对谈话也不感兴趣

些傻事或暴露了自己的弱点。问问你自己：这些预期都成真了吗？你是正确的吗？或者你被自己的焦虑误导了吗？当你感到害怕时，所看到的事物是源于自己的恐慌感的还是真实存在的？

在附录中你可以找到一份"改变行为模式的想法记录表"。为了更好地得出实验结论，你需要在表格9.3提供的例子的指引下填写表格。虽然你可以在头脑中完成这些，但是只有花费大量的时间练习才能做到精准有效，该表格可以帮助你更加有效地进行实验。

当最糟糕的情况发生时该怎么办？

放弃安全行为可能会令一个人感到危险。这需要很大勇气，因为你最害怕的情况总是看起来很容易发生。对于这个问题有两个回答。第一，你最害怕的事情几乎不可能会发生。如果你坚持使用安全行为的话，它反而更容易发生。比如，一个用头发遮挡脸庞以掩饰害羞的人很可能在不经意间吸引了别人的注意，而这恰恰是她想躲避的。别人的关注可能使她的脸色更红。当她放弃逃避，无视自己发红的脸色时，她发现别人不再将注意力集中在她身上，并继续和她正常地交流。而那个经常在工作场合和同事开玩笑的人很快就发现自己紧张时讲的笑话大多数都没有起到效果，反而暴露了自己不善言谈的本性，更可能招致别人的嘲讽。

其次，即使你最害怕的情况发生了，可能也不会造成你想象中的灾难性后果。想象一下，你为了保护自己安全，从不让其他人知晓自己真正的感受或意见，然后你决定鼓起勇气，向尊敬的人表现自己重要的一面，但是他们看起来却好像对此毫不关心，甚至感觉无聊透顶。试着问自己：你是怎么得知他人的想法和感受的？你又是如何得知他们的反应具有的意义的呢？他们会不会误解了你所说的话？他们显得漠不关心，是不是因为不知道这对你的重要意义？实际上很多人都不会做出他人预期的反应，这里有很多原因。社交焦虑者在看待这件事时通常会很主观，会猜测其他人的心理。但你要明白，他人不配合或表现得漠不关心不意味着你是不受欢迎的，你的感受也不会因此变得不重要或无意义。

停止逃避，直面恐惧

逃避无法改变任何事，因为它只会令你感到害怕或紧张。这是安全行为中比较极端的一种。逃避有很多种，相比之下其中的一些更加明显。一些典型的例子包括避免去那些会遇见熟人的地方，避免使用手机，避免在公共场合吃饭或询问问题，避免与陌生人谈话，避免和别人约会，拒绝他人邀请，等等。

很多微妙的逃避方式是人们非常熟悉的，尤其对于社交焦虑者来说，这些方式是必不可缺的，以至于他们甚至都不会注意到。这些方式包括不主动和他人谈话或联络，拒绝挑战，从不独自做事。一些人很善于在社交场合中走马观花，因此养成了迟到早退的习惯。在聚会中你可能以帮助准备食物饮料，打扫卫生，或通过任何可以分散自己注意力的方式来躲避与人谈话。一个患有重度社交恐惧症的人曾经将这一现象描述为"无处不在却心不在焉"，这发生在他和一大群人谈话时。他想要加入谈话，成为他们中的一员，被大家接受，但是却觉得自己大多数时间都格格不入。或许你能理解他。

直面现实，放弃逃避的实验过程

你可以用上文中提到的4个实验步骤来直面困难：

· 明确自己躲避的事物。

· 明确自己的想法与躲避的事物之间的联系。

· 改变一贯的做法：在这种情况下，直面恐惧而非躲避。

· 评估结果。思考发生过的事，尽可能做到客观。弄清楚你对后果的预期是不是正确的。

第一步可能看起来比较容易，事实也的确如此，不过在思考这个问题的同时，你要注意一个问题，即：你可能是唯一知道自己在躲避什么以及如何躲避的人。当你感觉到自己在躲避什么，或者察觉到内心产生了退却或把自己隐藏起来的想法时，要格外注意。一个比较好的检测方法就是询问自己："如果我足够自信的话，还会这样做吗？"

第二步，即明确自己的想法在逃避行为中扮演的角色，意思就是询问自己对于未来可能发生的事的预期。你最害怕的是什么？你关于类似处境的记忆或意象能够解释自己的紧张感吗？鉴别主观想法的核心问题可能对你有帮助，请查看第8章的相关内容。

第三步，直面恐惧，而非躲避。这也是最难的一步。你可以尝试从最简单的部分开始做起，逐步建立信心，再进行比较困难的。你可以从问候他人开始，再到进行长时间的谈话；或者你可以从聆听和观察他人开始，再到邀约别人；或者你可以先从参加社区内的活动开始，再到参加夜校，以此来建立更加私密的关系和更好的友谊。你的目标应该是能够做自己一直在躲避的事情。

第四步包含两个步骤：观察实际上发生了的事，并将其与自己的预期进行比较，思考你的观察说明了什么。在实验过程中，一个人很容易会忽视或低估自己的成果，尤其是在没犯什么明显的错误时。

当你打算对自身进行一些新的改变，比如换一个新的发型时，你可能觉得这对你来说再正常不过了，并非什么难事。这就是为什么鉴别自己最初的想法（比如在开始做某件事之前你的心理预期和预测）非常重要，因为这样做的话，你就可以更好地观察自己的预测是不是应验了。你可能觉得在修剪头发的过程中一直盯着镜子看会让你感到尴尬或害羞，你也可能觉得理发师会对你有所评价或向你询问一些私人问题。如果你知道自己的预测是什么，就可以弄清楚它是否得到了应验。通过这种方式，改变行为模式可以帮助你改变思维模式和具体做法。所以下一次你的心理预期应该建立在新的发现上，而不是像之前那样。

记录你的实验

用笔记本记录你承担的风险和实际发生的情况。否则你很难清楚地知道自己究竟做得怎么样。你很可能会忘记，完成一件对别人来说轻而易举的事（比如：在别人在场的情况下打电话），对你来说是一种成功。

一个记录本可以使你更清楚地看到自己的改变，并计划接下来的任务。

其他实验

当你决定做出一些改变时，用实验来指导自己，可以使成果最大化，并可以使思维、感觉和行为的改变互相适应。这样一来，你也可以更加快速地建立起信心。所以在通过实验改变行为模式时，最好尽可能多地使用创造力和想象力。我们在这里会将注意力重点放在改变安全行为和直面现实上，但是你也可以尝试做一些其他实验。比如，你可以在某个场合中扮演观察者而非参与者，并注意其他人的做法，看看他们有没有表现出紧张或害羞。或者你也可以尝试使用一些社交中的基本守则，比如倾听其他人说话，看着他们，询问你想知道的问题，说一些想说的话，表达自己的情感，等等。这些都是社交的润滑剂，可以帮助人们更好地融入集体，获取归属感。尝试多做一些或者少做一些，看看它们有什么具体的效果。

另一个实验对于那些害怕别人注意到自己的焦虑症状，并因为过度在意而使症状加剧的人来说，可能尤其有效。你可以让自己明显地发抖，在说话时结结巴巴，或者一再重复自己已经说过的话，并观察结果如何。在这之前你要清楚自己的预测，即：你所担心的灾难性后果。之后通过自己的观察来确认该预测正确与否。对于那些坚信"非黑即白"的人来说，要做到这一点尤其困难，他们觉得自己一定是错的，但是对他们来说这种方法特别有效。

你应该学着做正确的事吗？

从某种程度上来看，社交焦虑归根到底是你做了什么的问题。你害怕自己可能会做的或可能没做的事。你感到害怕，是因为你觉得自己的做事方式会造成尴尬或招致奚落，或者暴露自己社交焦虑的症状。你觉得自己的方式是不被社会接受的，或错误的，比如撞到别人或在不恰当的时刻说出一些私事。对暴露自己的恐惧感会使你变得压抑，妨碍你表现得正常。

但是改变行为模式并不意味着要"做正确的事"，也不意味着要学习正确的行为以防止"糟糕的"事情发生。你无法彻底避免偶然的拒绝或那些令你感到尴尬和丢人现眼的时刻。

每个人都经历过没话找话或感到沉闷无聊的时刻。社交中的不恰当行为会不断地纠缠每一个人，但是它们的**含义**可以被改变。它们可以变得不那么危险和可怕，也可以变得不那么令人压抑。人也可以不再对它们抱有灾难性的预期，而是将其视为类似忘记带雨伞或忘记买新牙膏的小错。

行为模式的改变会对你产生巨大的作用，因为它可以让你做自己想做的事，也能帮助你改变对事件的解读。实践本章提到的实验有利于你重新评估社交威胁和危险，使你能够判断自己的焦虑性预期是否是正确的，比如你可能会使自己尴尬或招致嘲讽。改变行为模式也是在寻找另一种看问题的方式，或选择另外一种立场，这可以使你在与别人互动的过程中更有信心。改变你的行为模式有利于你发挥出自己的潜能，降低压抑感，表现真实的自己。

一些关于传统的题外话

一些人认为如果想变得更好的话，他们就应该学习对的行为模式，就好像只有那么做才对。确实如此，在某些情况下，一些传统的行为模式就像准则一样，能给人带来一种安全感，比如：如何订餐，如何与医生预定时间，或如何参与体育俱乐部、教会、夜校或委员会的活动。

学习这些社交礼仪就像在背"剧本"。剧本无疑是很重要的。它会告诉你该怎样表现，但是却缺乏灵活性。有时候照着剧本做是很不现实的，比如在工作时某个人想和你进行私人谈话，或者在超市里遇见自己的医生。规则和剧本虽然有所帮助，但是同时也会限制你。

例如一个工作繁忙而效率出众的酒店前台接待员，即使患有社交焦虑，也能毫无困难地完成自己的工作。她经过严格的训练，知道如何应对工作中的各类问题，包括处理投诉和无礼要求。她可以演练自己学过的所有技巧，并按照规则应用在实际情况中。这不涉及任何私人感情。确实如此，无论感觉如何，她都可以完成自己的工作职责，就像是开启了自动模式的机器。

即使她有一套非常熟悉的"剧本"，但只要离开了它，她会感觉自己好像被"揭下了面具"。处在没有规则的私人场合中，她感觉像在大海中航行一样充满危机感。当她在周末散步的时候碰见一个同事，她无法想出自己能说的话，因此感到非常尴尬。

说起克服困难，她的第一反应就是寻找规则：寻找那个可以帮助她的"剧本"。但是更加私人的关系，尤其是亲密的友谊往往有着一套自己的传统，也就是说，你可能不用提前准备就知道自己该做什么。通常你需要自己学习适当的行为模式和灵活应对不同环境的能力。因此本章的目的是帮助你建立信心以更好地适应身边的环境。本章的重点是思考如何发挥你的潜能，而不是寻找规则或传统，它们在某种程度上会限制你进行恰当的自我表达。

这个过程不需要任何特殊技能，也不是一个教授的过程。它是一个人逐渐接近真实的自己，探索适合自己的表达方式的过程。目前流行一些比较有用的技巧，即所谓的"高级技巧"。很多书都对此进行了介绍。它们往往能帮助人们在商业或管理生涯中获得晋升。在本书的第三部分中我们也介绍了一些这样的技巧。你完全具备改变安全行为所需要的一切技能，但焦虑可能会影响这些技能的实际应用效果。

冒险与犯错

要改变行为模式就需要冒险，而导致人们停滞不前的一个原因通常就是他们对犯错充满了恐惧。当你非常重视错误时，它看起来可能就更加危险，比如你觉得犯错会令别人厌恶你，或使自己惹人注意（即使是暂时的）。但是每个人都会犯错，大多数错误都不会被他人留意，比如被石头绊了一下。

很多错误都是很有价值的，你可以从中吸取一些教训，比如走路时更加小心。使用本章介绍的方法进行实验，你就更容易打破社交焦虑的恶性循环，阻止问题的持续发展，做自己想做的事，并变得更有信心。这些方法可以为你提供崭新的信息资源，帮助你重新思考这些错误或你对自己错误行为的判断方式。

一些关于改变行为模式的看法

继续下去

对一些人来说，他们放弃改变行为模式的原因是感觉自己没有任何进展。有的人即便看到了一些改变，也会选择放弃。不要低估你的成就。在改变的过程中要注意那些令人沮丧的念头。你的进步一开始看起来可能很缓慢，但是它会逐渐变得明显的。改变要是很容易实现的话，恐怕你在看这本书之前就早已完成了。你也可能觉得你更容易记住糟糕的事，而不是顺利或正常的事。或许比起容易的事，困难的事看起来更重要，也更令人焦虑，而且一个人很轻易就会忘记这些进展顺利的时刻。

认可你自己的成就

如果你懂得如何在获得成功时鼓励自己的话，你的信心会提升得更快。每获得一项成就，对你来说就是一种成功。小的成功会积累成大的成功。你要为此奖励自己。养成在内心赞扬自己的习惯，看看你能不能试着让其他人注意到你的成功。如果你有一个了解自己困难的同事、朋友或亲属，或许你可以告诉他们，同时你也可以将其记录在笔记本里。大多数人在一开始时都会忽视自己的成就。尤其是当你冒险做了一些对其他人来说轻而易举的事，比如订餐或对别人的请求说"不"。

下面是一些例子，介绍了人们通常是如何贬低自己的成功的。在每一个令人沮丧的念头的下面，我们都给出了比较有益的回答。

想法:"我办到了,但是每个人都能办到。"

回答:"他们要是和我一样焦虑的话,就办不到了。"

想法:"我本应该做得更好。"

回答:"我最终会做到的。现在我只做力所能及的部分。没有人能做得更多。"

想法:"其他人都不会把它当回事。"

回答:"或许不会吧。但是我知道它对我意味着什么。"

低估自己的成就会使你感到灰心丧气,很难继续下去。

正如前文提到过的,令人沮丧的念头不仅会影响你的感觉,还会影响你的行为。确保自己知道该如何应对。在这种情况下,鼓励比批评要更有效得多,因为它可以使你感觉更好,从而坚持下去。像鼓励其他学到新知识的人一样鼓励你自己吧!尽量不要批评或小看自己。如果对你来说学习新知识会造成焦虑,那么你要记住这种焦虑很可能是暂时性的,一直坚持下去,你会收获很多。

应对自己的挫折

每个人都会遇到挫折,有些事昨天做得到,可今天就不能了。重要的一点是要意识到挫折是进步的重要组成部分,你不需要因此感到泄气。

如果在每一个阶段中,你都感觉停滞不前,甚至在退步,那可能是因为你太急功近利了。你需要将速度放慢下来。破除旧的思维和行为模式是需要时间的。有时候你会觉得自己故态复萌,此时,你可以再一次尝试改变。任何微小的成就都足以说明你没有止步不前,但是你需要一直坚持下去。如果你感到泄气的话,可以用新的思维模式来正确看待挫折。每个人都会碰到一些挫折,当挫折发生时,要冷静应对,不要让它们干扰你。如果你坚持不懈的话,问题最终会得到解决。

有些挫折可能只是表象。你可能因为太累或身体不舒服而感觉一天都过得很糟糕。这并不意味着你变得更糟糕了,那只是不舒服或劳累造成的。其他人也有可能在不经意间使你面临始料不及的处境。比如他们可能邀请你去舞厅,或者询问你为什么反对工作中的某个决定。要记住其他人一定不如你了解你的焦虑。他们甚至可能都没有注意到你焦虑了。所以不要迁怒于人。如果你需要一些时间来观察形势,凝聚力量,那就需要在做出更加困难的改变前稍微放慢节奏。

形成"时刻准备"的态度

如果你的安全行为使问题不断持续,不如冒险克服它们。抓住一切机会,比如,去酒吧或在公交站前排队时和某个人聊天,你会发现自己提升得更快,并且日常的社交对你来说也不再困难了,你不会再将它们看成是很危险的事情了。

尝试在日常生活中停止使用安全行为。与其在超市中一言不发地购买商品,不如故意向导购员或收银员询问商品的位置。观察你的日常行为,看看有没有改善的可能。

要是尝试冒险后,改变行为模式使我感到焦虑怎么办?

不经历一定程度的焦虑,你是无法克服困难的,但是随着信心的建立,你的焦虑感也会逐渐消失。在不同的阶段（事前，过程中以及冒险做出改变之后）尝试使用不同的方式处理焦虑。

事前

一旦你决定继续下去，在尝试一些比较困难的改变时，就不要止步不前。你要让自己的想象力变成脱缰的野马，在头脑里制造各种危险的想法或意象，这会使你感到更加糟糕。你需要坚持自己的决心，在感到焦虑时，尽可能转移自己的注意力。让自己越忙越好。第10章中介绍了更多方法。

过程中

处理焦虑情绪的关键就是要尽量无视它。目的就是将更多注意力放在实际发生的事情上，而非内心的想法、情绪或自我评估上。克服社交焦虑的第一个策略减少自我关注中详细地介绍了具体的做法，在下一章我们会讲到如何通过这些策略建立你的信心。

事后

尽可能制止自己的"事后反思"。用社交恐惧的视角看待之前发生过的一切只会令你将其解读为失败、无能或压抑。这种事后反思很不真实，因为它往往会过度夸大事情的真相。

重点内容

· 改变行为模式是建立信心的最有效途径。

· 主要方式是通过微型实验，弄清楚行为模式的改变会带来什么样的结果。

· 实验可以帮助你摒弃安全行为，而安全行为正是问题不断持续的原因。

· 直面现实而非一味躲避有利于打破恶性循环，在这过程中使用实验则会使恶性循环更容易被打破。

· 能帮助你改变行为模式的实验有很多种，你或许可以想出更多种。

· 开始以自己喜欢的方式做事比担心自己会出错或违反社交规则要重要得多。

· 回顾自己做出的改变时，很重要的一点就是不要忽视自己的成就。刚开始做出改变时，你可能会感到焦虑，但是从长期来看，你的信心会被逐渐建立起来。

10

建立信心

上文介绍的3个策略会给每个社交焦虑者带来不同程度的帮助：减少自我关注、改变思维模式和改变行为模式，如果同时完成第7、8、9章节中的练习的话，效果会更好。你可能会觉得这些改变对你来说足够了，或仍然在长时间内感到发抖和害怕，就好像随时都会出错一样。

如果你在某些时候能够很好地应对自己的困难，但是心底还是感到没有信心，就好像这些改变缺乏坚实的基础，请不要轻言放弃。坚持不懈才能带来改变，无论在一开始这些改变看起来多么缓慢和不明显。

系统地建立信心，你可以加快这些改变。

信心来自哪里？

很多人猜测一个人要么有信心，要么完全没有，就好像它是一种由遗传或上天决定的强大个性。

但是无论是建立在什么基础上的，这些猜测都是错误的。另一个普遍的猜测就是信心来自经验，来自你身上发生的事和你在成长过程中被其他人对待的方式。如果你身边的人鼓励、赞扬你，并尽自己最大的努力培育你；如果他们没有严苛地批评、责罚你；如果他们培养你的能力，而不是低估你；如果你能够融入学校，结交好友，那么你应该可以建立信心。如果没有的话，你就彻底失去了建立信心的机会，甚至连信心的基础也没有了？这显然也不是正确的。正如我们在第4章中介绍的，使你成为今天这个样子的因素有很多。无论年龄多大、人生经历如何，你都可以建立信心。

表格10.1: 有利于建立信心的非社交活动

· 学习开车，做一顿饭或计划一次旅行

· 选择自己喜欢的音乐、图画、戏剧，电视节目、电影，书籍，运动活动，兴趣，比如园艺、摄影或者收集

· 技能：掌握一种运动、乐器，制作手工，使用电脑或下载音乐播放器

· 管理运作：一栋房子，一个俱乐部或一桩生意

· 工作技能：计划自己的一天，更有效率地利用时间

· 管理自己的财政或缴税情况

· 使用自己的知识：辨认植物、汽车或古董，玩文字游戏，装饰自己的家

这里有一些关于信心的事实，可能会对你有所帮助。首先，一个人是否有信心，从不同方面评估可能会得到不同的答案。我有信心能为家庭聚会制作一顿丰盛的菜肴，但是我对于使用电脑制图却没有信心。一个社交焦虑者可能对要求高、专业性强的活动没有什么不安，比如爬山或研究一种新药的化学成分，但是却觉得进入一间人满为患的房间很困

难。因此，你的信心强度并非是一成不变的，你应该将自己视为**偶尔缺乏信心的凡人**，而不是将信心拆解开来。表格 10.1 列举了一些有助于建立信心的非社交活动。

信心（Confidence）和自信心（Self - Confidence）是否有所不同？

这是一个很难回答的问题。缺乏信心的人们说起话来仿佛对一切都没有信心，并且可以描述自己在哪些方面受到了影响。这些影响包括畏首畏尾；不愿尝试新鲜事物或采取主动性；对自己做的事更加不确定，容易在做困难的事之前、之中以及之后怀疑自己；在别人身上寻求安慰，以及隐藏自己臆想的弱点。自信心的缺失似乎使得他们感到自卑、能力低下，就好像其他人不会具有类似的困惑；他们似乎因此被孤立，显得异于常人。

但即使是那些自称毫无自信心的人，也会在做好某些事情上充满信心。与其他人不同，他们会低估、忽视这些，就好像它们完全不重要一样。因此虽然他们懂得如何使用地图、照顾小孩、使盆栽在冬天存活，或者安装新的电脑软件，但这些事情对他们来说丝毫不重要。他们低估了做这些事情的意义，觉得自己的"信心不足"更加重要。他们将自己与他人进行比较，之后得出自己的缺点要多于别人的结论，认为自己在一些非社交的方面能力低下，比如管理账户、写信或者运动。

但是有信心的人也会怀疑自己的能力。这是因为在不同时刻，他们的自信程度是不一样的，即使在其他人看来他们是始终如一的。因此，他们的自信程度并不仅取决于当时他们在做什么，也受其他事情（比如：

他们的态度、情绪和感受等）影响。当自身状态不佳，比如感觉泄气、疲惫或缺乏动力时，信心看起来也会逐渐消退。状态更好时，信心也会随之而来，而另一些时候则恢复得非常缓慢。

每个人的信心都是起伏不定的，比如当一个人遭到残忍的拒绝，一直不走运，或者犯了一个自认为"应该避免"的错误时，他的信心可能会跌入低谷。信心时起时落，对每个人来说都是一样的，自信的人也不例外。他们有时会对自己拿手的事产生焦虑感，这种感觉有时也是合情合理的。

上文已经提到过，很多人，甚至是大多数人，虽然外表看起来颇有信心，但内心却不是这样的。一些人假装有信心，这样一来即使感觉很紧张，也能向同事介绍自己的伴侣。而另一些人会无意识地推断，即使自己"出了错"，也不会造成什么严重的后果。因此他们会结结巴巴或很笨拙地介绍自己，但却不会把这当成什么大事。他们会逐渐忘记这回事，并着手进行下一件事，而不会对这种寻常的尴尬事耿耿于怀。

按"理想中的样子"表现自己

当你戴上假面具时，人们可能会像你预想的那样对待你，并认为你就像表面看起来一样有信心。这是社交焦虑者经常假设自己不如别人有信心（能力低下）的一个原因。他们知道自己内心的感受是什么，但是不能体会到别人的信心不足。这也是为什么按"理想中的样子"表现自己是建立信心的最有效策略之一。

问问自己，当参与谈话，或准备偷偷潜入一个人满为患的房间时，如果你足够有信心的话，会如何表现？你会怎样进入房间？你会表现得怎样？你会怎样走路？你站着的姿势会是怎样的？通过使用充满信心的手势，从容应对别人的注视等方式，转变整个局势。它可以帮助你以更有信心的方式与别人互动，并明显地增强自己的自信感。

这是因为行为和感觉是互通的。当你**感觉**焦虑时，你就会**表现**得紧张，它们的联系是很明显的，但是当你**表现**得有信心，并使自己**感觉**更好时，你的表现在外界看来就没有什么异样。因此按照你想要的方式表现自己，就能得到自己希望发生的结果。

如果你知道想法、感觉和行为之间存在相互作用的话，你的收获会更多，如此一来，你就可以在影响链上加上想法，给予自己鼓励的信息或选择一种更有信心的思维模式。如果你的头脑里充满自我怀疑和自我否定的话，你会感到更加糟糕，表现得更没信心。这种情况下，你需要对自己说一些增强信心的话，比如"我可以做真实的自己""我做得很好""我想表现得很友好"或"这些人没有想过要威胁我"。这样做可以使自己更有信心，并带来更多积极的改变。

按"理想中的样子"表现自己真的可以给你的感觉、行为和即将发生的事带来巨大转变，因为别人的行为会因你行为的转变而改变。

获得成功

在克服焦虑这方面，没有什么事物比成功对你的帮助更大。因此，建立信心的另一个有效方法就是参与更容易获得"成功"的活动，或充分参与交流的活动。研究员已经发现，当人们参与助人活动时，最容易忘记自我和焦虑感。参与利他性（Altruistic）活动，比如为新的操场募资的社区项目，或为残障人士提供便利的购物条件。在这些活动中社交焦虑者更容易忘记自我，获得一种归属感，这有利于他们更好地克服孤立感。与他人合办一些双方都关心的项目可以使交流更加容易，无论项目的主题是什么：政治、社会、教育、文化、体育或其他。当一个人怀疑自身的能力、被接受程度和合时宜程度时，可以以团体成员的身份在一些场合中做出贡献，这样有利于消除这些怀疑。因此，如果你身边的人正在参与一项事业，或者你恰好对他们正在做的事很感兴趣，就尽情参与其中吧。这种会带来成功的经历，非常有利于提升你的信心。

当信心获得极大提升时，一个人会觉得应对困境更容易，比如邀请一个人或在一群人面前发表讲话。

与你认为不具威胁性的人共事也有助于建立信心。至于这些人具体是谁则取决于你自己——他们可以是比你年轻的人、儿童、老年人、单身的人、有小孩的人、住在某些社区里的人、需要帮助的人、家庭成员或其他人。原则只有很简单的一点：成功会孕育成功。如果你能设法取得成功，就可以通过它来建立信心。

潜在信念和猜想

当事情进展得顺利时，信心也会随之增长。它在一定程度上来自处理困难的事，而不是躲避。你做得越多，信心也会增长得越快。但是有一部分人具有潜在信念和猜想，无论他们做出怎样的改变，这些信念和猜想也会一直持续下去。在这种情况下，最好把精力也用在改变潜在信念和猜想上。你可以运用第7、8、9章中介绍的"减少自我关注""改变思维模式"和"改变行为模式"等方法,并将其与本章介绍的策略相结合。这是因为不同层次的思想会相互作用、互相影响,同时对某一层次的思想的影响还会波及其他层次。

回顾不同程度的认知

第3章中我们区分了认知的不同程度:注意力水平、自动化思维水平与潜在信念和猜想。最深层次的认知是潜在信念和猜想,也就是说,根据这种划分方法,最深层的认知是**信念**,它表现在我们每个人最基本的态度上——"我没法应对面前的大多数事情","人们通常很值得信任","事情有时一定会出错"。这些例子说明,划分这些信念的一个方法就是看看它们是不是符合自己的情况,是不是符合其他人的情况或所有人的情况。**猜想**则是人们生活的标准,它与一个人的潜在信念是一致的——"如果需要做一些不熟悉的事,我应该可以学着如何做","如果人们对我很友善,在大多数情况下,我应该可以相信他们所说的话","如果事情有时会出错的话,那么记住事情总有发展顺利的时候,是很重要的"。这些例子反映了,不同程度的认知可能是积极的,也可能是消极的。

第二种程度就是**自动化思维水平**,它可以反映出我们头脑中的事物,也可能表现为具有持续性和即时性的意识流,无论人们能否用语言将它表达出来,比如:"这将会很困难","他对我很友善","事情会变得很糟糕"。

注意力水平是指人们发现和注意到的事物:内心深处的害怕和犹豫,前面几章所介绍的自我意识的所有特点,以及别人的笑容或愁眉。

这三种程度的思维相互符合。当一个人**相信**大多数人都有敌意时,会**猜想**自己"永远不应该脱下盔甲",**认为**他人永远都在寻找机会击垮自己,**注意**到他们没有向自己微笑或说"早上好"。如果你在心底里**相信**"人们通常会批评指责他人",可能会**猜想**"认识了陌生人之后,应该提起警惕并时刻提防";**认为**"他们不喜欢我",并**注意**到自己在面对陌生人时有多紧张。在这里强调这些内容是为了提醒你,当消极信念和猜想占了上风时,你的想法和注意到的事物都会受到波及,即使你尽可能改变了自己的自我关注、思维模式和行为模式。对于它们你需要特别留意。学习如何改变信念和猜想有利于你在其他方面做出改变。

信念和猜想来自哪里?

人们的信念并不是生来就有的。这些信念更像是他们基于发生过的事所做出的结论。思维模式的形成通常是多年积累的结果,当人们遇到长期持续的困难,比如那些影响他们社交生活的问题时,会倾向于得出比其他人更加极端的结论,并具有比其他人更加强烈、坚定和消极的信念和猜想。

比如,有一个人在童年时曾经被严厉地惩罚过,当时的他相信:"我总是做错事",并在之后选择了与之相符的生活规则:"如果置身事外,就不会惹上麻烦。"重点是,在类似的情况中,信念是有意义的,其后选择的生活规则也是有作用的,即使这个人在寻求帮助前并没有将这些想法用文字表述出来。

在这个例子中,信念和与之相符的思维模式帮助这个人躲避了一些责罚。但是"置身事外"这条生活规则在以后并没有什么用,比如当他想认识新的人,结交朋友,开始工作,建立令人满意的友谊和恋情时。

因此"旧的"生活规则会逐渐过时，之后我们将要介绍的策略的目的之一就是帮助你更新并改进任何阻碍自己做出改变的信念，并建立更加有效的生活规则。当更深层的思维发生改变时，那些浅层的也会更容易改变。

我们通常都不知道自己的信念和猜想来自哪里。它们有时出现在一些格外令人痛苦的经历之后，比如在学校遭到奚落和拒绝，遭受严厉的批评，或在重要的人面前遭到嘲笑。

这样的经历会为信念的形成提供基础，并在你的头脑里留下痛苦的回忆与意象，但是这并不意味着这些信念是正确的。一个曾经在学校遭受过嘲笑或欺凌的人可能会最终产生诸如"我是不受欢迎的"一类的信念。它们会一直持续到他打开心扉，重新审视自己的那一刻。

当这样的信念阻止你进一步改变时，你需要后退一步，仔细审视它们。这样做的目的是帮助你更好地审视它们，选择一个崭新的视角，就像站在别人的角度一样。问问自己这些曾经看起来正确的信念，是不是已经过时了，或者它们是不是有夸张的成分。比如，一个人有没有可能不受任何人欢迎？它们是不是更像一种建立在不愉快记忆上的感觉，而不是基于事实基础上的想法？学习如何改变信念和猜想应该可以帮助你回答这些问题。

信念和猜想是怎样起作用的？

信念和猜想为我们融入这个社会提供了框架，就好像在我们身上发生的，我们看到、思考和参与的所有事物都会经过它们的过滤。

在这里用类比法来说明可能更好一些。信息的过滤器就像世界的一扇窗户。窗户的形态、玻璃的颜色和我们所处的位置决定了我们看到的事物。

如果窗户过于狭小，或玻璃被染了颜色、沾满尘土、表面凹凸不平，就会限制或扭曲我们所看到的事物。如果我们可以透过另一扇窗户来看，或走近一些使自己看得更加清楚，或把它敞开得更大一些，我们或许就能看到不同的事物。这样一来，我们就有了崭新的视野。但是大部分人都做不到这些，因为我们想当然地认为自己的看法是符合实际的。我们从来都不会停下来，想想窗户的模样，却坚持认为自己的看法是正确的，甚至是唯一的。

比如，在一个认定别人都不喜欢自己的人看来，别人友善地邀请他一同喝酒是因为："她可能太急于寻求别人的陪伴了"，"她或许只是同情我"，"她或许有求于我"，之后可能又加上"没有人希望和我待在一起"，就好像邀请从未存在过一样。他实际上已经完全忘记自己受到邀请了，直到几天后谈起这件事时才想起来。从他的观点来看，别人的邀请根本就不包含善意。

改变潜在的或起阻碍作用的信念

潜在信念反映了事情对你的意义。它们经常"来去自由"，并且很难通过合适的语言表达出来。部分原因在于它蕴含的意义有时是很难捉摸的。当你深信不疑时，它看起来是正确的，因此没有理由怀疑它的正确性。但是它实际上是错误的，因为信念就像其他想法一样，可以是错误的、没有帮助的或过时的。

了解与社交焦虑者信念相关的例子，你能更好地辨别那些降低信心的信念。要记住，正如第3章描述的那样，这些信念更像是你的一些潜在想法而不是可以用语言来明确表述的句子，它们一般会反映出无条件的推测或非黑即白的绝对性判断，比如"我很古怪、荒唐、与他人不同、沉闷、不具有吸引力"或"我不如别人、能力低下、不受欢迎、不讨人喜欢"。它们反映了你对别人想法的猜测——"其他人总是在评价、苛责你，觉得你缺乏信心或焦虑"或"其他人不喜欢紧张、害羞、安静的人"。这些想法听起来或感觉起来是真实的，但实际上，它们仅仅反映了一个人的想法和态度。因此它们可以被质疑、检测或被重组为不那么绝对或极端的句子。我们接下来介绍的两个步骤可以帮助你做到这一点。

第一步：辨别自己的个人信念

首先回忆一个最近使你感到社交焦虑的场合。在该场合中，你对问题的个人想法使你感到焦虑或对你造成了困扰。最好在头脑中想出一个特定的场景（比如"上个星期去詹尼家"），而不是一类场景（比如"认识一个新来的人"）。

这样的例子都是比较好的：你对某人感到愤怒却不能说出来，或当你要进入房间时，突然听到里面有说话声，你不得不停下脚步，因为内心突然感到非常焦虑和害怕。之后你需要从头到尾思考这个场景，不要跳过任何使你感到颤抖或不愿意面对的事。

辨别个人信念和猜想可能是个痛苦的过程，因此你需要给自己多一点儿的时间，不要一味求快。要记住很多人都有相似的信念。你并不是唯一需要通过改变来做自己想做的事的人。重新回顾每一个细节，用语言表述出来，或再向自己陈述一遍，或想象自己在通过屏幕观看它们。

要关注头脑中的想法、总体印象和意象，以及当时的内心独白。将注意力集中在你觉得自己"做错"的事上面。之后询问自己下面的核心问题：

辨别信念的核心问题

· 你觉得自己的缺点是什么？

· 你会怎样评价自己？

· 那些令你觉得麻烦的事对你来说意味着什么？

· 这说明你有什么问题？

· 其他人的态度如何？

· 这说明其他人有什么问题？

这样做是为了明确该场合在当时和现在对你的意义，以及你的情况分别是怎样的。之后，挑出其中的一个"社交失误"，完成下面的句子：

1.我是 _____

2.其他人是 _____

你可以使用任何语言来表达你内心的信念。你的语言能够反映出特定的色彩，不过很多人可能都有同样的信念，比如关于不被人喜爱，不被其他人接受，或不具有吸引力，他们可能会使用不同的表达方式，这些细微的差别反映了他们不同的性格和经历。以下是一则例子：

马伊亚最近遇到了一个棘手的场景，很多人可能遇到过类似的情况。马伊亚碰到了邻居杰布，他刚从医院回来。马伊亚不久前听说杰布的妻子重病住院了。她感到有点儿尴尬，犹豫着要不要询问关于他妻子的事情。她害怕这样会侵犯杰布的私人生活，并令他不安。她不知道该如何发起谈话，于是干脆什么都没有说，两个人很快便各走各路了。下面是她对之前两个问题的回答。

1. 我是个胆小鬼。我无能而愚蠢。我表现得像个小孩子一样。他会认为我既冷漠又愚钝。

2. 在相同情况下，其他人就知道该怎么说。他们不像我这么害怕令别人不安。

你可以进一步探索自己以前经历过的困境或尴尬的时刻，从而更好地加深对信念以及自身的了解。你可能会发现自己经常得出相同的结论，或者发现自己有数量庞大的信念，因此大量不同的信念有时会同时出现。如果是这样的话，你需要问问自己哪一个对你来说才是更核心或更根本的。这些根本的信念，或**核心信念**，往往会引发你最强烈的情感，并且和你的焦虑和恐惧最相关。由于直面危险尤其令人痛苦，它们使你想要保护自己，寻找使自己更加安全的方法。比如，没有人想在反复思考之后得出"没有人喜欢我"的结论，尤其是当该结论反映了对你自己更根本的评价时，比如："我不属于那种人们会喜欢的类型。"

在这个阶段中，要记住绝对的信念，比如极端想法，很有可能是错误的，而且它们是可以被改变的。但是，如果你不知道它们是什么的话，就很难着手改变。如果辨别你的信念令你感到极其糟糕，你可以安慰自己这些糟糕的情绪不会持续太久，并且你的感觉越糟糕，越说明你可能已经成功地找到了自己的核心信念。**但是这并不意味着这些信念是真实的**——这仅仅意味着学习如何再次检验并改善它们是更加重要的。

第二步：改变信念

　　第二步和改变其他思维模式类似，其目的是再次检验信念并将个人看法和现实区分开。无论它们一开始看起来有多么正确，这些绝对的信念都可能是夸张或宽泛的，值得你对此产生怀疑。这里有一些核心问题，你可以试着询问自己：

改变思维模式的核心问题

· 如果某人和你做了同样的事，你会对他评头论足吗？当某个人怀有这样的信念时，你会对他说些什么呢？

· 你对自己公平吗？

· 你会进行"人身攻击"还是坚持真相呢？

· 你会忘记每个人都会犯错，并偶尔感觉社交焦虑吗？你会忘记没有人是完美的吗？

· 你在忽视你的强项并在意自己的弱点吗？你在忽视自己的成功和友谊，并在意错误和尴尬吗？

· 你会不会陷入偏见？杞人忧天？主观地看待一些事情？使用读心术？感情用事？

· 你会基于自己的童年或青少年经历对事情下结论吗？

· 你还在用别人对你的评价评论自己吗？如果是的话，现在那些指责你的人都是谁？谁对你来说最有权威？是其他人还是你自己？

　　开始这项工作的最简单方式就是使用第8章的想法记录表。附录中提供了一份空白表格以及核心问题。将你的信念写在表格中"焦虑想法"

一列，并按照第8章的讲解完成该表格。

有时候质疑潜在信念会产生剧烈的影响。此时"旧的"信念因在一瞬间被证实为夸张、极端或者过时的，而被判定为错误的信念。比如，西蒙曾经在学校被欺凌并虐待过，因此一直避免出现在他人的视线中，在回答这些问题时，他意识到自己的头脑中存在"每个人都想挑我的毛病"的核心信念。几乎在同时，他认识到虽然这个信念一度是真实的，但（现在）是错误的。在很多年里，没有任何人想挑他的毛病。但他内心的恐惧感却仍然存在，因为这个核心信念还没有暴露出来并得到改变，所以他的行为仍受影响。在这个例子中，西蒙的消极看法，即潜在信念，开始得到改变，并且当他改变自己的行为时，这些信念的改变进一步得到了巩固。

西蒙决定做的第二件事就是改变与隐藏自己有关的行为模式，无论是复杂的还是简单的。这并不是一项简单的任务。这些方式以及"每个人都在挑我的毛病"的信念是他在离开学校后形成的第二性格，因此他在成年以后也对此浑然不觉。比如，他从来都没有提过建议或询问别人任何一个问题；他习惯于躲在别人身后——这是最不会让他产生忧虑的位置。他的这些行为持续了太长时间以至于他后来都不会注意到。因此对他来说，虽然认识到该信念的错误性很容易，但是他仍然需要花费很多的时间和精力来改变行为模式，包括选择不同种类、更加鲜艳的衣服以及改变自己过时的思维模式。

因此努力改变思维模式比改变信念更加重要，否则过时的习惯会持续下去，并使问题不断恶化。

可能正如你预料的那样，西蒙有时候发现用新的方法做事，比如试图让大部分人接纳自己，会使他产生紧张感和恐惧感。这是可以理解的。任何人在做有风险或有威胁性的事情时都会感到害怕。这就相当于将你的头放进狮子口中，因此使用新的行为模式无疑是令人紧张的。这意味着你要面对经年累月的恐惧，并使其暴露在阳光下，这并不是一个令人愉快的过程。下面将会介绍一些具体的做法，但是首先你要了解为什么辨别自己的信念并加以运用可以帮助你取得更加长久的改变。

社交焦虑者并非懦夫或无用的人，他们在寻求帮助前，时刻面临着恐惧感并遭受着社交焦虑的折磨。他们的恐惧和紧张都是真实并令人苦恼的，不知出于什么原因，当他们勇敢地面对自己的恐惧并做令自己恐惧的事时，问题并没有得到解决。我们在上文已经介绍了一些恶性循环的例子，但是还存在一个他们没能成功改变自己焦虑预期的原因，即他们并没有鼓起勇气改变自己的潜在信念。

所以当事情进展顺利时，他们倾向于表现得像"逃过了一劫"或幸运地避开了危险一样，而不是认为自己获得了一些新的认识。为了改变心理预期，你可以试着探索自己的心理预期是建立在什么样的基础上的，并理解自己的信念。这样一来，为尝试新的行为模式或解决困难所做出的努力就更容易得到回报，因为与此同时，你的思维模式也得到了改变。

西蒙的例子可能让你觉得怀疑自己的信念是很容易的。但是，情况却通常不是这样的。采用这个例子的原因有两点：第一，说明这样做的可行性；第二，很多人都在"某种程度"上知道自己的信念不是真实的，即使他们感觉它们是真实的。他们虽然在理性上知道它们是虚假的，但仍然会感觉自己很无能。这是一个情感推理的例子，当长久的信念逐渐削弱你的自信心时,这种消极的思维模式尤其普遍。第8章"改变思维模式"中已经介绍了改变消极思维模式的方法——从怀疑自己的信念开始,区分想法和感觉,使用之前提到的"想法记录表"记录下自己所经历的困境。

改变探索世界的方式,并怀疑自己的信念比检验消极的思维模式更加困难。说服自己做出改变往往需要很长的时间,因为这些信念在相当长的时间里塑造了你的社交形象。

如果你非常坚定地认为自己十分怪异,不被社会接受或无能,那么用另一种角度看问题对你来说可能很难,因为旧的信念会影响你做的一切事情。为此本章剩余的内容会进一步介绍如何改变固执、长久且具有破坏性的信念。

搜索更多信息

我们首先要做的就是搜索新的信息,即:与你的信念相悖的信息。你可以使用表格10.2和表格10.3中的"反信念工作表"。附录中也提供了这些表格。

之所以使用这些表格是因为,我们习惯搜索、注意并记住与我们的信念相一致的信息。如果我觉得自己不擅长做面点,每年圣诞节前夕不得不制作肉馅派时,我就很难记住制作方法,并且很在意自己是不是使用了正确的方法,结果就是每一次都做得不尽如人意(那些馅饼经常看起来像是硬纸盒而不是面点)。如果你觉得自己十分惹人注目(这使其他人挑你毛病),相似地,你会时刻留心那些危险的信号,并很在意别人是不是在看你,或是否有人突然朝你抛来了令人怀疑或在你看起来具有敌意的眼神。

在开始搜索时，你可以运用一些反信念工作表，就像表格10.2以及表格10.3中的例子一样。这里我们列举了两个例子，考虑到人们通常更容易观察到别人需要改善的行为模式，而非自己的，因此第一个例子不具有（或具有很少的）社会关联性，并且你一眼就能看清其中的论调。第二个则侧重于比较普遍的社交焦虑信念，对于具有相同信念的人来说，可能更难发现。

步骤如下：首先在第一行写下你的信念。之后评估你对此的信任程度（0 ~ 100%）。想象自己望向未来，而不是过去，这样做，你更容易得到新的信息而不是依赖于自己的记忆。想象一个可能会使你紧张或焦虑的情景，并把它写下来。之后做出预测。询问自己，在这一基础上，你觉得会发生什么？这就像在定义你的消极思维模式所带来的行为模式以及辨别自己的心理预期或预测。

第二步就是制订你的搜索计划——为了跳出旧的思维模式，你需要留意哪些事。你可以从这些例子中寻找答案，在这之前做出更加精准的预测会更有帮助。你需要在进入问题情境前完成这些工作表格的三个部分。下面的内容包括你的搜索和总结，你可以在调查结束后再完成。

结束调查后，思考发生了什么，以及它们与你的预期和猜测的一致程度。总结你的发现，并将其揭露的问题写下来（"合乎要求"或"说得过去"的面点，而不是食之无味的硬纸盒）。最后，思考本次练习，得出结论。尽量跳出你的习惯思维，这样才能看到新的事物。你可以就以下关键问题对自己进行询问：

· 对于你平常可能会忽略的事，它有没有起到警示作用？

· 它有没有说明你的信念是如何令你陷入惯性思维模式的？

· 它有没有证实你的预期或预测是不成立的？

这个练习的最后一步就是回顾你的旧信念。这里列出了两种你渴望实现的改变。首先，评估自己现在对它的信任程度（0 ~ 100%）。

第二，询问自己是否想要改善最初的信念。有效的改善可以使你的信念不再那么极端或消极。比如认为自己不比大部分人更不受欢迎，或最好将自己的孤独归因于常常躲避他人的习惯，而不是不受欢迎。

你获得的新信息越多，就越容易改变对旧信念的信任程度，因为该练习可以削弱旧信念对你的控制力，但是这可能需要一些时间。

如果你长期怀有这些旧信念，并更加关注那些符合该信念的事物而忽略了那些与其相悖的事物，那么这个练习对你来说可能会更加困难。事实上，要跳出旧的思维模式，改变自己看问题的方式本来就很难。

如果你可以保持工作表中的心态，并坚持通过调查来获取新的信息，你的信念可以逐步得到改变。曾经有人对这个练习做出这样的评论："一直以来我都是这样思考的，从未意识到它是可以被怀疑的。"

表格 10.2：反信念工作表 1

信念：我不是一个好厨师

你有多相信这个呢（0 ~ 100%）？ 80%

搜索计划

事前

1.设想一个对你来说可能具有挑战性的场景

在丈夫的生日聚会前,我需要为他准备生日蛋糕。全家人都会出席这个聚会。

2.你的心理预期或预测（需要与你的信念相符）

我无法记住蛋糕的制作方法,并且需要花费数小时寻找食谱。我会把厨房弄得一团糟,并且会犯很多错。我做的蛋糕会很失败,可能粗制滥造又黏糊糊的,或者又干又硬。没有人想要吃它。最后大部分蛋糕都会被剩下。

3.搜索计划:你需要留意哪些事情?

我能做的事情。赶快寻找食谱。

花费的时间和精力。蛋糕最后的样子。蛋糕被吃了多少。

事后

4.结果:发生了什么?

事情比想象中要好得多。我找到了食谱。虽然厨房确实乱成一团,但是蛋糕做得还凑合。蛋糕大部分都被吃完了,我的女儿说很好吃。有一个人剩下了很多蛋糕,但我丈夫说明天还想要吃一点儿。

5.你的结论是什么?

这比我想象中的好得多,好坏各占一部分。或许总体上来看不算太坏。我发现要是平常多做些训练,以后再遇到类似的情况时,我处理起来会容易得多。

重新思考你的旧信念

你现在有多相信这个呢（0 ~ 100%）？ 40%(至少我现在学会了！)

你想怎样改善自己的信念？

现在我还没有成为一个好的厨师。

表格 10.3：反信念工作表 2

信念：我不受欢迎

你有多相信这个呢（0 ~ 100%）？ 65%

搜索计划

事前

1. 设想一个对你来说可能具有挑战性的场景

我需要在周末见父母的一些朋友。

2. 你的心理预期或预测（需要与你的信念相符）

我会沉默。我不喜欢闲谈，也不擅长。那时我会不知道该说什么。我觉得自己会令他们失望。

3. 搜索计划：你需要留意哪些事情？

其他人是否也有太过沉默的时候。我确实有想说话的时刻。人们闲聊的内容。其他人对我的反应。他们是否对我感到失望。

事后

4. 结果：发生了什么？

我一开始感觉很难受，只能说一些客套话。但是一个人询问了我的工作，之后我们的话就多了起来。有时大家都很安静，但这绝对不是我的错。我的妈妈常常担心我，觉得我总是一个人。但是她现在很开心，因此我并没有使她失望。

5. 你的结论是什么？

说客套话能使谈话有一个比较顺利的开头，最终我们很容易就开始闲聊了。幸运的是，有一个人问起了我的工作。我并不是唯一一个沉默的人。对于让父母失望这事，可能是我过虑了。他们只是想让我更开心一点儿。

重新思考你的旧信念

你现在有多相信这个呢（0 ~ 100%）？ 50%

你想怎样改善自己的信念？

我不希望自己社交焦虑、形单影只，但是即便做不到也不会使我变得不受欢迎，至少我的父母和他们的朋友喜欢我。

建立更加积极的信念

搜索新信息有利于改善消极和潜在信念，也有利于为提升信心巩固基础。在寻找新的看问题的角度的同时，改变旧的思维模式，有利于你建立更加积极的信念。

积极的信念对你来说帮助最大，它通常可以用更加合适的词汇来表达。每个人都需要找到那些对他们来说比较有效的积极信念。一个人满足于："我好坏参半，就像其他人一样。"另一个人则对自己说："我认为自己还不错。我觉得做真实的自己挺好的。"因此你可以试着寻找可以表达积极信念的词汇。你需要寻找那些可以帮助你克服陈旧、消极的思维模式，并且符合现实的信念。这意味着你需要摒弃那些极端的词汇。或许那些认为我们统统是完全不受欢迎、不令人喜爱、不被人认可、无能的说法都太过绝对了。当你真正了解它们时，你就会明白所谓的喜爱和接受他人，往往意味着喜爱和接受他们的"瑕"与"瑜"，这反过来也说明我们应该让其他人更加了解我们，知晓我们的"瑕"与"瑜"。这并不意味着让他们"看穿我们"，或者揭露我们隐藏的缺点和弱点，最终导致友情的破裂。

这时使用一个笔记本，你就能更好地尝试新的积极信念。在新的一页上方写下一个积极信念，并且每天都收集相关的新信息。虽然一开始你可能看不见它们，但是坚持寻找的话，最终它们会出现在你的视线之内。

改变猜想

每个人的想法会折射出对自我的绝对性判断，比如："我很没用""人们一直对我指指点点"。这些想法是一个人人生的"地基"，而猜想便是人生的行为准则。人们在表述猜想的时候总会用到"应该""必须""理应""不得不"等词汇。但想要改变"猜想"，最好将它们放入"如果……那么……"型的陈述句中。这类想法和猜想有时会助我们一臂之力，有时却有百害而无一利。对社交焦虑者来说,这样一种有害的猜想并不鲜见:"人们如果知道我是这样的一个人,一定会抛弃我的。"诸如此类的猜想会妨碍患者康复,因为它们决定了你会做出这类事——特立独行或隐藏"真实的自我"。另一个比较普遍的猜想是"别人如果想要了解我,会主动告诉我的"。一个人如果坚持这样的信念,就不会愿意主动联系别人或者结交新朋友了。判断这种猜想是否正确的唯一方法就是主动采取行动。因此,想改变猜想就要先改变做事的方法:

- 你对自己有什么猜想?
- 你对他人有什么猜想?
- 谁要为你社交中的成功或失败负责?

想要鉴别你的一些猜想是否正确,只需将它们表述成"如果……那么……"型陈述句。比如:"如果事情出了错,那一定是我的责任。"你会这样想吗?

鉴别猜想的正确与否有助于改变一个人的行为模式。新的行为模式可以规避那些旧的、与社交恐惧有关的行为模式所带来的弊端。例如采取冒险行为,一开始你可能会感到不安全,但是它会使你挑战那些渴望保护自身、规避风险的保守想法。你一旦认识到那些行为是在规避风险(尤其是出于个人想法和猜想的),不一定会真正起作用,就会放松下来,选择做"真实的自己"。认识到"做真实的自己是无可非议的"是成就自信人生的第一步。

一个人如果相信自己一定会被拒绝,就很可能在人前隐藏真实的自己,变得不善言谈。但是这种行为会大大削弱他的信心,使他变成一个孤单、寂寞、被边缘化的人。因此，改变猜想最有效的途径之一就是改变行为模式。只有当你尝试用不同的方式做事，尝试新的行为模式时，才能发现自己的猜想正确与否。比如：

猜想："如果我不同意别人的做法，那么他们永远都不会接受我。"

旧的行为模式：总是赞同。不向别人表达自己的看法。

新的行为模式：尝试表达自己的看法。

评估：这样做的结果如何（做一个调查来获得新信息）。

改变行为模式之后，花一些时间来思考。在这种情况下，与他人的沟通对你来说可能更加轻松，或者你能够说一些使话题变得更加有趣的话了。你甚至会发现自己可以与他人更加有效地沟通，或者他们对待你的态度发生了改变，比如对你更加感兴趣或者友善。表格10.4是关于改变猜想需要经过的几个过程的总结。

很多猜想会被表述成"我应该这样做"或"我不应该这样做"。比如说，如果你的猜想或人生信条是"我的想法会导致分歧和冲突"，它也可以被表述成"如果我说出自己真实的想法，那么一定会与人产生分歧"或者"如果我不和别人产生分歧，那么我们会相处得更好"。

对猜想的再鉴定应该遵循相同的原则，不管你采取何种方式，最终都会得到不同的结果。它可以折射出一个人对冲突的恐惧感，这种恐惧感会进一步导致他将分歧的严重性进行夸大，或者削弱他应对该分歧和随之产生的强烈感情的能力。当一个人带着这样的恐惧感生活，他就会极力避免分歧的产生，进而失去了获得有益经验的宝贵机会。

表格10.4：改变猜想需经过的几个过程的总结

1. 判断你的猜想。将它们想象成"生活的准则"，这些准则和你的信念相互呼应。你很可能使用"应该""必须""理应"一类的词汇来表述它们。在开始做一件事之前，将它用"如果……那么……"型陈述句写下来。

2. 判断你为了遵循这些准则而选择的行为模式。这些行为模式就是"旧的行为模式"。它体现了你如何将自己的人生准则付诸实践。问问你自己：这些猜想对我的做法产生了什么样的影响？我要怎么做才能遵循这些人生准则？

3. 做出一些改变。选择一个新的行为模式，破除旧的条条框框，重新考虑自己的想法。一开始你可以尝试用轻松的方法做这些，然后再采取更困难的方式。

4. 评估结果。争取迈出旧的条条框框。思考事情的进展，选择新的行为模式并坚持这样做来获取信心。

附注：一开始你可能会感到焦虑。坚持下去，最终一定可以获得信心的。

最后，信心源于对分歧和冲突的不可避免性的理解。尝试直面它们并学会应对它们的方法（如果这些对你来说太难，第12章里面总结的一些方法可能会对你有帮助）。

确实，表达意见可能会凸显人与人之间的不同之处，而避免表达不同的意见，或为了自保避免直面分歧，会造成分歧的进一步扩大。

信念和猜想使一个人认为最好的办法就是躲避"灾难"，保护自己，规避风险。改变信念和猜想有利于消除这种杞人忧天的想法。

记忆卡片，帮助你记住主要内容

　　本章的内容很多，你最好准备一个记忆卡片。它可以提醒你本章主要讲了哪些内容。记忆卡片尤其有利于你记住新的思维模式。在卡片的一面，你可以写下一个信念或猜想。在另一面你可以总结新的思维模式。你还可以记下本章中有关建立信心的观点，你搜索到的新信息、新的行为模式或者你在阅读时头脑中出现的任何观点、意象。有人在卡片上面画了很多窗户，提醒自己在不同地方可以用不同的角度看问题，以及透过不同种类的玻璃可以看到不同的世界。这对他来说意味着："或许我之前的想法是错的，或许存在另一种看问题的方式，或许我可以尝试不同的行为模式。"一些简单的符号可以记录下很复杂的信息。下面这些内容可能对你有帮助。

重点内容

· 信心并非孤立的，它涉及方方面面。它起源于经历，并且时有时无。即使是充满自信的人有时也会感到缺乏信心。

· 你可以通过"假装"自己有信心或寻找成功经历来建立信心。

· 潜在信念和猜想会削弱一个人的信心。它们会决定你看世界的方式和角度。

· 它们取决于一个人一生的经历，并且是可以被改变的。

· 改变信念主要有两个步骤：首先你要辨别它们，这样你就可以了解它们；之后你需要再次检测它们。

· 为了实现这些，你需要跳出旧的模式，搜索新信息。

- 建立更加积极、有效的信念可以为信心的建立提供更加坚实的基础。

- 改变与信念相符的猜想也能起到作用。这涉及改变旧的行为模式以及思维模式。

11

总结：设计一个自己的自助策略

在阅读本书之前，你很可能已经在很长一段时间里遭受着社交焦虑的困扰。但是当一个问题持续很久时，我们往往很难发现其源头在哪里。如果你已经决定要使用本书中提供的一些方法，那么则说明你已经走在正确的方向上了。如果没有的话，请停下来仔细思考一分钟。你的怀疑和顾虑是什么？它听起来很复杂吗？你担心自己无法完成本书中的任何一件事吗？你是否认为运用本书方法的人的症状都很轻微，然而你的症状太过严重？这些都是比较普遍的顾虑，如果你正是这样想的话，可能会感到泄气，难以相信事情是有转机的。

如果这些符合你的情况的话，要记住永远都存在另外一种看待问题的方法。本书提供的克服社交焦虑的第二个策略，即改变思维模式的方法，也可以用来检验那些能够被改变的想法或其他种类的想法。尝试使用它们，看看自己之后会怎么想。

如果你克服了保护自身安全的渴望，会有什么新发现？当你感到自我意识增强时，能不能将自己的注意力从尴尬的事情上转移出去？或许要做到这些，只需要"尝试并观察"即可。本章提供的一些方法可以使你更容易地做到这些。本章的目的是使你获得最大程度的帮助，而它始于一个总结。

对克服社交焦虑的策略的总结

这里介绍的所有方法都是为了帮助你打破社交焦虑的恶性循环，使问题不再继续恶化。虽然这些方法听起来比较简单，但是它们并非在"把复杂的问题简单化"，也不浅显。它们都是建立在对问题全面且深入了解的基础上的，并且你需要花费较长的时间才能掌握它们。在有效应用这些方法之前，你需要明确自己要做的事。因此不要期望问题能立刻得到解决，并记住社交焦虑是生活中正常的一部分。大多数人在接受采访、在公共场合遭到批评、在重要场合中突然受邀讲话，或在出席朋友的婚礼时都会感到焦虑。想要完全摆脱社交焦虑是不可能的。但是你可以学习如何克服那些影响你正常生活或限制自身发展的社交焦虑，并且使其处于可控制的范围中。

减少自我意识。自我意识来源于对自我的过度关注。它使你不断注意到令自己不舒服的情绪、感觉、想法和行为。将注意力放到身边的人和事上可以使焦虑逐渐减轻，并且使你了解身边发生的事。

改变思维模式。该方法可以帮助你辨别并重新检测各种层次的思维模式。比如：吸引你注意力的东西，对困难的场景产生的消极思想以及你的基本信念和假设。因为社交焦虑会影响你思维的方方面面（想法、态度、期望、预测、假设和信念），所以这一点格外有用。反思这些想法能减少恐惧和焦虑，比如对别人看法的猜测，或害怕别人会对你"产生好奇心"或"看穿你"。

改变行为模式。恐惧感使你想要保护自身安全，但是安全行为和躲避行为会加剧这一问题，而不是缓解它。虽然听起来比较有风险，但是放弃安全行为是一种更好的做法，因为这样做，你最容易意识到安全行为是完全不必要的。进行微型实验后，你就会知道改变行为模式能带来什么样的转机，并重新审视那些使恐惧感长期发展的猜想。

建立信心。信心的增长可能很迅速，也可能很缓慢。当信心增长缓慢时，你可能需要同时改变信念和猜想。你可以运用本书之前介绍的策略并结合其他策略来帮助自己跳出旧的模式，并搜索新的信息来建立新的模式。

　　为了使努力获得最大成效，并追踪自己的进展，你需要使用笔记本、电脑或手机进行记录，虽然在进展顺利时，你可能会感到没有必要再这样做，但是你仍要将这个习惯坚持下去。在你遇到困难时，这些偶尔记录的笔记能给你带来莫大的帮助——它可以提醒你，你之前做出了哪些改变以及你是如何做到这些的。要是当情况恶化时，才开始使用文字记录，你就会感到之前的那些改善是虚无缥缈的。用这种方式来理解坎坷可能会更好——它们是不可避免的，并且会发生在每一个人身上。思维模式周而复始，就像陈年的习惯一样，因此为改变它们所做的努力也是周而复始的，直到这些旧的模式逐渐消失，或者被新的代替。

这些不同的工作表可以帮助你更好地理解本书的观点。每个人社交焦虑的症状都会有细微的不同，因此你最好完善工作表，使它更符合你自身的情况。尽管如此，最好不要过度追求捷径，尤其是那些会给你留下隐患或会使你躲避社交焦虑场合的捷径。一个人不可能不经过紧张和害怕就获得康复。但是你获得的将是巨大的改变，信心的提升以及紧张感的消解。

不同的策略之间是怎样互相配合的？

你可能在想，从别的策略开始会不会有所不同。之所以按照上文的顺序列举这些策略，是因为这样做符合逻辑。第一个策略是减少自我关注，因为自我意识与诸多社交表现有关，也就是在社交中你会做的事和会留意的事。学会转移你的注意力能使你意识到，你担心会发生的事和实际会发生的事之间是存在区别的。接下来是改变消极的思维模式，因为思维模式在社交焦虑中处于中心地位（见第3章）。在这之后是改变行为模式，因为感到害怕时，一个人自然而然会想要保护自己，因此会采取行动。但是这些行动大多数是安全行为和躲避行为，它们会阻碍他克服消极的心理预期，甚至会形成恶性循环，使问题进一步发展。最后是建立信心，因为这并不是每个人都需要学习的。有时改变其他方面就足够了。因此，如果这个顺序对你来说适用的话，你可以按照本书的顺序克服自己的问题。

你也可以改变这个顺序，实际上从任何地方开始都是有益的。比如，你可能觉得从改变行为模式开始对你来说更加容易、有效。当你感觉某件事比你想象中的容易，或者你忽然发现自己能够像别人一样做出一些

"正常的事"时，最好停下来，反思一下自己所做的改变，这样就不会低估或忽视它们的重要性了。

任何做出这样改变的人，都是值得称赞的——至少其中的一些要归功于他们的努力或心态的改变。

你也可以从摒弃安全行为开始，之后将注意力放在改变思维模式上，并总结这样做的结果及意义。无论你多么担心，放弃安全行为反而会带来更令人满意的结果，它可以开启一个人建立或重建信心的过程。

你还可以从改变行为模式开始，这有利于你改变猜想或社交守则。猜想告诉你"应该""理应"或"必须"做的事："人们不会觉得我有吸引力，除非我穿戴精美，浓妆艳抹"或"如果我不聪明和幽默的话，人们会忽视我"。要改变这些猜想，人们应该：在第一种情况下穿戴更普通，化更淡的妆；在第二种情况中停止使自己显得更加聪明和幽默的努力。在这个过程中，保持好奇心是很有用的，它能使人们更容易地做出改变，并且辨认哪些努力（往往会对一个人产生诸多限制）不能使你做真实的自己。

本书中的方法具有的共同主题就是"弄清到底会发生什么"。你可以进行实验，完成工作表，或将注意力放在周围的人或事上而非自己的内心。

不过无论你怎样做，最好在事后进行反思，询问自己进展如何，结果是什么。这样做时，你就如同科学家一样，能找到最适合自己的方法；你也会停止对自己的过度关注。理论上，这样一来即使在感到社交焦虑时，你头脑中也有事可想，也就能将注意力从自身转移。自我关注，从社交意义上说，会使一个人受到限制，是徒劳无功的做法。因此你需要培养自己的好奇心，不要为寻找"正确的"社交方式而太过担忧。在具有好奇心之后，你可以从任何一个自己感兴趣或对自身情况有帮助的策略开始。

一些需要记住的原则

· 不要选择从最困难的事入手。你最好从风险最小的事开始，当建立起信心并知道哪些方法对自己更加有效时，再尝试解决更有风险或危害的问题。

· 经历过一次成功后，不要停滞不前，要再接再厉。不断巩固自己的成果，坚持下去，你会有更大的改变。即使一开始进展缓慢，也不要轻言放弃。

· 不要三天打鱼，两天晒网。如果你这样做的话，进展也会如此，而你的心情和感觉可能会夸大每次结束和开始时的情况，结果就是你会连番感受到极端的快乐和沮丧，就好像坐过山车一样。相反，你需要在正确的方向中不断努力，比如在一开始坚持两三个月。

· 对自己要做的事保持现实的心态。不要在脑子里或在书面上决定做一件连自己都知道难以完成的事。成功建立在成功之上，无论是多么微小的成功对你来说都有意义，比如瞬间的眼神接触或在早晨冲着某个人微笑。如果这对你有效的话，请持续下去，直到你发现自己做的事对一些人来说具有困难，这时你就可以继续做另一些可能会令你感到沮丧或失败的事了。

· 当你决定好从哪个策略开始时，先进行实验再运用其他策略。当你选择的策略没有带来明显的成效时，或你感到重复做相似的事很无聊时，你可能会选择其他策略。但在完全确认某个策略没有起作用之前，最好坚持一个策略。这样一来，你就可以最大限度地从这些策略中获益了。

赢得别人的帮助

　　克服这些困难可能是比较孤单的工作。你可能是唯一知道自己感受、唯一需要直面困难以及唯一可以做出恰当行动的人。很多感到社交焦虑的人都需要自己解决问题，因为他们不想告诉别人自己的困难或不知道该向谁诉说。

　　独自完成这件工作也可以非常有效，因为当发生改变时，你会知道这是自己努力的结果。不过如果朋友或支持者乐于伸出援手，或抽出时间阅读一些相关内容，就可以更加有效地帮助你。最重要的是，你需要他们的鼓励。如果你把自己的打算告诉他们，就会得到更大的帮助。他们能够告诉你你是否成功地做到了，或在你遇到困难和瓶颈时告诉你该如何做。但是他们最好不要对你太过苛求，你也不要在遇到困难时过于依赖他们，或期待他们在你不断地成长后，仍能提供"速效"的宽慰。

一些普遍的困难

当焦虑"乍现"时

　　有时候社交焦虑会突然出现，以迅雷不及掩耳之势变得失去控制。

　　人们经常会将这个经历描述为焦虑"乍现"，而且不知它缘何而起，也无法进行进一步的解释。在经过仔细的检测后，我们得到的结果往往是，当时发生的事与社交焦虑症状之间存在一些关系，但是这些关系是很难被发现或理解的。或许这种关联与场景本身的意味（"这意味着我再一次受到了彻底的拒绝"）有关，而不是任何特定的事情。或许一个人头脑里转瞬即逝的意象将场景解读出了另一种意味（一个关于自己遭受嘲讽和奚落的意象）。又或许焦虑事件中的类似场景成了导火索：一个人的声音、衣服的颜色、食物的香味等。

如果这符合你的情况，你首先要考虑该场景对你来说意味着什么，或曾经意味着什么。这可以为你提供寻找联系的线索。但是如果你完全没有发现这样的联系，也不要随便下自己是发疯了或自己已经失控了的结论。实际上我们通常都无法发现或鉴别可能存在的联系，最好告诉自己可能存在一些联系，只是自己还没有找到。

当你对自己的症状束手无策时

有时候告诉自己你可能不会发抖是没有用的，因为你太了解自己了，以至于自己知道没有任何办法可以避免其发生，即使自己希望有办法。这本书没有提供任何可以完全确保你不会发抖，或免遭任何社交焦虑症状（比如舌头打结或说错话）折磨的方法。

解决这些困难的关键仍然是仔细思考这些事对自己来说意味着什么。如果你觉得这对你来说非常可怕，比如"这说明你是一个无能或没用的废物，没有人想要了解你"，你可能会受到个人想法（可以理解，但是过于夸张）的影响。症状的意义才是需要被改变的方面，症状本身不是，在这种情况下使用改变思维模式、改变信念以及建立信心的策略是最有帮助的。

当痛苦的回忆不断出现时

一些人感到自己过去的痛苦和压抑的回忆仍然在折磨着自己。他们与过去特定事件相关的回忆或梦会再一次降临，并带来之前经历的压抑感。要消除这些回忆并不是一件容易的事。不过，这些建议可能对你有帮助。研究员发现人们如果能够向别人诉说自己彼时的经历和感受，他们的感觉会更好，即使事件发生在很久以前，他们采取的形式是书面或录音的而非面对面的。在这种情况下，表达自我有利于纾解压力。

另一种让人们受益的策略就是：反思这些痛苦的回忆对自己意味着什么，并在头脑中建立一个新的意象，转变它的意义，从而排遣痛苦。这个意象是新的甚至是不现实的，它反映了一个人在焦虑时产生的需求以某种形式得到了满足。新的意象意味着他得到了安慰、解救、帮助、支持或接受，并且象征着意义的转变。如果你也想尝试这种方法，可以想一下自己在当时或现在的需求是什么，化解自己感受到的压抑，并充分发挥想象力，想象当初的情况可能会变成怎样。当痛苦的回忆再次出现时，你可以在意识中召回新的意象。

当压抑的事件发生之后，你觉得很难停止"事后反思"时

事后反思（Post-Mortem）会使情况变得更加糟糕。这种思维模式会使消极的偏见、态度和信念充斥你的内心，并使你以这种方式解读甚至详尽说明发生过的事。事后反思持续越久，对你的影响越大。即使通常偏离现实，它有时候看起来也非常具有说服力。它没有什么实际作用。无论有些人怎么看，当你的内心萦绕着当时发生的事时，你所说的话、其他人所说的话、你们所做的事、你看起来的样子、你的感觉等诸如此类的事，并不会告诉你该如何做才能使事情变得更好。

它也不会告诉你该如何克服问题。你一旦发现自己在进行事后反思，

最好立刻停止，并将自己的注意力转移到另一些更加有趣的事情上。

当自尊较低时

低自尊不同于低自信。自尊与你的价值观以及你达成自己期望的程度有关。自尊使你认识到无论你的成就是多是少，别人都会尊重并接受你，同时它也使你尊重自己。当一个人具有较高的自尊时，会产生良好的自我感觉，反之，则会觉得自己很糟糕，好像自己"没什么用处"，没有价值或贡献极少，长此以往，他会变得非常内向和退缩，能力也会随之变弱。

低自尊类似于一种特殊的信念，它与你自身和你的价值观（或对自身价值的信念）有关。我们可以用建立信心的方法和策略建立自尊。如果这对你来说比较困难，你可以将精力集中于辨别"与自己有关的信念"。尝试与你的低自尊对话，之后用前几章介绍过的方法改变它。

当你这样做时，要记住自尊所在的基础是无法衡量的。自尊反映出的是你的看法（你个人的），而非现实。它有可能和其他人对你的看法完全不同。可能你有很低的自尊，而其他人对你的评价却很高；你也有可能在觉得别人不认可或拒绝你，感觉自己与别人不同并缺乏归属感的同时，拥有较高的自尊；你可能对别人的评价有错误的看法……本书可以帮助你认识到他们的看法比你自己想象中的要好得多，或者由于不够了解你，他们对你产生了错误的评价。如果是这样的话，随着你情况的改善，他们也会有更多机会发现自己的错误。无论在哪种情况中，将别人的看法（包括认可或不认可、接受或拒绝）当成衡量自己的标准都是错误的。

OVERCOMING SOCIAL ANXIETY AND SHYNESS

A self-help guide using
Cognitive Behavioural Techniques

第三部分

一些补充建议

正如标题所示，这一部分之所以位于全书结尾，是因为虽然其内容非常有用，但并非每个人都需要。第12章提供了一些帮助你培养更加坚定的意志的建议。第13章揭示了为什么在童年期遭受欺凌的经历会造成长期的消极影响（其中一些与社交焦虑的影响非常类似），并介绍了一些克服该问题的方法。第14章与放松的方法有关，它不仅可以应用于体育锻炼领域，还有助于培养更加轻松愉悦的生活方式。这些章节的一个共同主题就是使你感到更加自信，让你能更舒适并放松地表现出自己真实的样子。

12

关于意志坚定

我们很容易理解为什么社交焦虑者难以坚持自己的主张或做自己想做及相信的事，尤其是当他们必须要面对持有不同观点和信念的人时。有三种恐惧很明显与意志的不坚定息息相关：对于评价、批评或轻蔑的恐惧；对于被拒绝或孤立的恐惧；对于"被看透"和"不合格"的恐惧。你如果对暴露自己的"弱点"非常恐惧的话，就很难做到与别人平起平坐，因此更难保持坚定的意志。不过一些意志不坚定的人并非社交焦虑者，而一些社交焦虑者的意志却十分坚定。因此两者虽然有所重叠，却并非总是同时出现。相应地，你也不应该认定他们总是会同时出现。

有关培养坚定意志的资料浩如烟海，现在人们完全可以通过阅读相关书籍，观看视频或参加培训班来学习相关技巧。本章介绍了一些对于社交焦虑者来说格外有效的方法。

平衡被动性与激进性

坚持己见是建立在你个人的需求、欲望以及感情上的，但这并不意味着你的看法不如其他人的重要——二者同等重要。你受到自己感情的支配，而其他人也是如此。问题的关键是你如何将自己的观点和感情恰当合理地传达给别人，并决定他人的观点和感情在你内心占据的比重。持有一种互相尊重的态度更容易实现这一点。自负与自重（Self-Respect）有关，同时也意味着一种理解和尊重他人感受和意见的能力。其他人可能希望你得出与他们不同的观点和感觉，而你可能希望他们与你相同，但是这些"想法"会为你或其他人带来压力，这对双方来讲并不公平。

人们在自己的观念和情感的支配下，往往会陷入两大陷阱，即过于被动和过于激进。被动性意味着为迎合其他人牺牲自己的利益：比如，在宴会中你总是成为送他人回家的司机，因而不能喝酒，其他人觉得你应该如此，而你并非是心甘情愿这样做的。这会使你产生一种控制感缺失，正如其他人未经慎重考虑就做出了一个和你有关的决定时，你的感受一样。被动性使你变成了一个受气包，就像人们常说的那样："如果你总是表现得像一个地垫的话，别怪别人朝你身上踩。"

在其他人都表示拒绝时，你如果不发表观点的话，可能最后就得干别人不愿意干的事。

当然，造成人们行为激进的原因有很多，其中很多都无关社交焦虑或坚持己见。但是在一些情况中，激进性与意志不坚定有关联。比如，如果你不知道如何邀请别人与你合作，或者害怕他们不会按照你的意愿行事，就可能会采取威胁的手段。激进的行为对于社交焦虑者来说有几点好处。它可以制止别人接近自己，并可以缩短商谈的时间。如果你持有不容争辩的态度，那么你就不会使自己卷入一场辩论中。激进行为可能会使交往行为迅速结束，并掩盖一个人的恐惧和痛苦。在社会中，咄咄逼人的接受度看起来比怯懦无能更高，因为激进行为在他人眼里是力量的象征。不过"狮子"可能比它们看起来更加胆小。

因此太过被动可能意味着压抑自己的情绪，最终这些情绪会演变为愤怒。它还会加剧焦虑和紧张感，长此以往会对你的自尊造成极大损害。过分的攻击性会使你受到孤立。如果你咒骂自己的队友、领导或朋友并提前退出（捡起球后直接回家），他们很可能会改变之前的友好态度。被动和攻击性可以被认为是一种"被动攻击行为"。比如，因为与上司的意见相左，布莱恩先是请病假，之后对上司十分冷淡。布莱恩虽然十分愤怒却不想谈论这件事。

无论是被动性还是激进性，都不是那么令人满意的。二者都会给人带来消极的情绪，因为这些事从本质上来说是不公平的。詹姆斯常常把割草机借给邻居，最后却收到了一张大额的维修账单（还有憋在心里的愤怒）。苏珊对她的员工和家人提出了令人困扰的要求，最终倍感压力和孤独，没有如同她想象的那样得到帮助和支持，她感觉自己是唯一对此尽职尽责的人，这看起来非常不公平。但是向别人寻求帮助又会暴露她的弱点，这对她来说无疑是一个威胁。她因此进退两难。

当人们在被动性与激进性之间摇摆不定时，可能会竭力挣脱被动性，就像爆炸了一样。一些人在家中很被动，在工作时却咄咄逼人。你可能发现自己身上同时存在被动性和激进性，这就引向了本章的主题：寻求平衡点。在情绪激动、意见无法达成一致时，人们很难找到一个折中的办法，既维护自己又不伤害别人的感情。坚持己见的关键就是学习如何做到这点，并保持公平的态度（无论对自己还是他人）。

无论是被动性还是激进性都会导致"僵局"出现。被动的人感觉自己无法掌控情况，或者缺少社交控制力，而激进的人恰好相反——他们觉得获得控制力非常关键，并坚决地将权力掌控在自己手中。坚持己见有助于人们灵活应变，打破僵局，而不是走向极端。坚持己见的人既不会被他人所控制也不会控制他人。控制力对双方来说不再是一个麻烦，但这并不意味着他们不像其他人那样希望坚持自己的做法。

改变你自己，而不是别人

改变别人看起来像是自然而然的事，尤其是当你感觉自己受到了不公平的对待或无法掌控所处的环境时。当社交焦虑妨碍你维护自身时，其他人可能会较少顾及你的想法，甚至趁机渔利，这一切都会使你变得愤怒、失望和懊恼。社交焦虑者希望改变其他人的原因有很多。困难之处就在于你能够改变的只有你自己，而且一个人很容易就会忽视事情的真相。如果你希望其他人能够发生改变，比如，变得更加亲切或顾及你的感情，那么你需要怎么做才能达到这个目标？唯一的方法是改变你自己：寻找对友谊敞开心扉、表达自我的方法，这样其他人就会更加顾及你的想法。

社交交往就像跳舞，这个类比非常有用。一个人的舞步需要和另一个人的相配合。如果你改变自己的舞步，就会打乱另一个人的舞步。这样一来，你自己做出的改变也会促使他人做出改变，这样你们就可以更好地配合对方（当然，反之亦然）。如果你知道自己该做出怎样的改变，那么想想自己是如何改变舞步的，会让事情变得更容易。接下来我们会讲到一些有关坚持己见的技巧的例子。这些例子说明了当你知道自己想要改变什么时，公平的原则是如何帮助你建立社交信心并坚持己见的。

具有说"不"的信心

缺乏社交自信的人通常会被迫同意一些自己不赞同的事，有时是因为处于压力之下；有时是因为屈从于他人的不同意见；有时是为了避免冒犯或触怒提出要求的人；有时是因为他们出于好意或想要讨好另外一个人（想帮助一个朋友）；有时他们也会抱有其他想法（害怕遭到反对）。讨好别人可是一个非常坏的习惯，它会使你认为照顾别人的心情比照顾自己的更重要。所以当你想说"不"，却常常有一种说"行"的倾向时，你应该：

1.分辨优先级

2.坚决地说"不"

3.给自己一些思考时间

分辨优先级

首先，确定自己的想法。你想或不想按照要求做？在思考这个的过程中可以参考下面这些例子：

- 当某人度假时帮助他照看院子里的植物
- 为分担别人的忧虑承担额外的责任，比如你的老板或家人
- 在客人可能来访时打扫房间
- 为家庭出游制订所有的计划

如果你可以想出一个自己的例子，仔细思考自己的代价是什么。考虑自己投入的时间。考虑自己的偏好。对自己公平一些，并将自己的喜好纳入考虑范围。对自己公平并不意味着自私，而是同样照顾自己和他人的感受。当然，如果你真的很想说"行"，那么当你真正做了这件事时，就不会觉得自己受到了剥削或被他人利用。现在你可以预测自己在事后的想法了吗？

一个人很容易错误地回答"行"。比如为了获得提出请求的人的认可，为了摆脱他们，没有找到说"不"的恰当方法，或者是为了弥补自己主观臆测的"缺点"。在回答"行"时，依照自己的优先级，你在理论上应该同意自己所同意的事。你所同意的事情应当比你付出的代价更为重要，总有一些事是值得你牺牲自己的休息和总结时间的。如果你觉得这些要求对自己缺乏公平，那么说"不"并不意味着举止粗鲁、欠缺考虑、不愿配合或在某种程度上"不安好心"，而是同等对待自己和他人的需求和愿望。

接下来就是"应该"。难道我们"不应该"尽心尽力地帮助他人吗？如果一个人随心所欲并不照顾他人的想法，难道不是很自私吗？这一点很重要，它并没有和坚持己见的观点相悖。

如果你认为自己应当帮助他人，那么确实在某种程度上你愿意施以援手。虽然在收到请求时可能不太情愿，不堪重负，甚至有些恼怒，但是你所坚信的原则使你最终伸出援手。不过原则并不只有一个。并非任何一个请求、期望或要求都是你应该满足的。

坚决地说"不"

如果一个人要求你做一件你很不情愿做的事，那么你需要做的就是说"不"。你没有任何责任为自己辩解。你完全有权利说"不"，并弃之不理。不过很多人都担心说"不"会给自己的未来带来更多麻烦，比如压力、冲突、反对甚至拒绝。当他们确信别人能够接受自己的拒绝时，说"不"也更加容易。一个解决方式就是尽可能多地寻找表达决定的方式，冷静而简洁地重复它们，不需要过多解释。当想要说"不"时，过多的解释容易使你觉得自己非常抱歉，就好像在找借口一样。这个技巧被称为"坏了的唱片"："不，我很抱歉但是我不能这样做。""不，现在不能。""不，我觉得不行。"

有时候这个技巧不一定有效，因为有些人不认为"不"是一种好的回答方式。而说"不"的策略能帮助你坚决地说"不"，并使他人信服。这个方法能帮你建立一种公平竞争的观念。所以，在下面我们列举出了一些婉拒方法。这些方法可以使他人更容易接受，也使你更容易开口说"不"。

- 明确表示你很高兴收到请求："感谢你的请求"，"很高兴你能想到我"。
- 认可他人的优先级以及愿望："我知道这对你来说很重要"，"我理解你的难处"。
- 给出一个自己拒绝的明确原因："我不得不……看我的祖母……完成我的退税……计划我下周的工作。"
- 帮助其他人解决问题，比如提出建议。在低估别人的困难和将它当作自己的困难之间找到一个平衡点。

给自己一些思考时间

你经常做自己不想做的事情吗？或者承担额外的责任？当别人要求我们做一些事情时，他们往往需要一个即时的回应，这会给我们带来一种时间上的紧迫感。但是我们很少需要当场做出决定。一个比较好的回答就是"我会考虑下的"，当然你需要知道自己到底需要多少时间来考虑。之所以需要更多的时间进行考虑，是因为这可以帮助你以正确的眼光看待事物。

这有利于你舒缓压力，仔细思考，找到自己真正想做的事，尤其是当你对此不太清楚时。

你可能已经注意到了这一部分的例子极少取自工作场合。与其他人相比，比较年轻或缺乏经验的人在工作场合（比如：超市、出版社、医院或学校）中很少有机会说"不"。因此他们可能会觉得压力很大，感觉自己受到了剥削，但却说不出口。当被要求做额外的工作时（比如在快下班时），他们该怎么办呢？

从短期来看，第一个选项就是服从。从长期来看，人们的选择会视情况而定，要考虑换工作的机会有多大以及说"不"（或拒绝配合）在多大程度上会影响他们的前途。在这种情况下，保持社交自信和果断，直率并冷静地与同事及上司沟通是一件很重要的事。如果这样做还是不能带来任何改变，你需要学习如何进行磋商——在公平的基础上做到互相尊重。

谈判技巧

谈判不仅关系到如何获取你想要的东西，也关系到如何通过公平的方式获得你想要的东西——不需要咄咄逼人或控制对方，不需要悲叹、哀号、哄骗或要求。绝大多数人只有在出现分歧时才会进行谈判，却发现为时已晚。谈判技巧可以使你在家庭或工作场合中避免唇枪舌剑、枪林弹雨般的社交，并冷静思考如何使双方在某种程度上都获取最大利益。如果抱有"如果我输了，另一个人就会赢"或"如果我想获得成功，就要更多地夺取别人的利益"的态度往往会适得其反。这种态度会导致分歧或争论，而大多数社交焦虑者都会尽可能避免这些。对于导致分歧和争论或者彻底失败的恐惧感使你很难得到自己想要的东西。谈判技巧可以使这些更容易得到解决。

要对谈判抱有正确的看法。这涉及重新思考输赢的概念，无论谈判的内容是家庭琐事还是工作中的看法分歧。面对出现分歧的二者，一种有效的调解方法就是寻找可能的共同利益。这样一来，当你的想法和愿望与身边的人存在分歧时，没有人必须是输家，所以你无须担忧个人损失（或失败）或者害怕自己及他人行为过激。

表格12.1列出了一些合作的原则，当谈判建立在这些原则的基础上时，双方更容易获得成功并在未来创造更大的谈判空间。

应对艰难的时刻

社交生活可以在许多方面给我们带来困难，我们接下来将会举出三个例子。首先，批评和抱怨会为社交焦虑者带来困扰，因为这会进一步加深他们对自己的偏见。如果你预感自己会遭到批评，那么别人的批评很容易就会印证你的看法，令你大受打击，一蹶不振。其次，大多数人觉得很难应付分歧和争执，尤其是当他们担心自己会冒犯或孤立他人，或因为自己引起别人生气而感到伤心失落时。最后，有时一些赞赏，甚至仅仅是一句"不可思议"，听起来都是那么脱离实际以至于你无法相信，因此感到非常尴尬，甚至想要钻到地缝里面去。

很多时候个人的评价会加强一个人的自我意识，甚至可能引发可怕的社交焦虑症状。下面我们会介绍一些克服这些问题的方法。

表格12.1：一些合作的原则

· 首先考虑另一个人（或其他人）想要的是什么。他们的看法是什么？如果你不能确定的话，下一步就是弄清楚这些问题。要通过询问他们来找到答案而不是自己无端猜测。

· 坦白说出自己想要什么。你可能会感到非常有风险，但这是双方建立信任的最快方法。

· 不要将难题置之不理，因为它是谈判的原因。

· 准备好牺牲一些事物来获得你最想要的结果。这可以为双方的建设性交易创造条件。

· 一直说下去：并不是为了独占话语权，而是便于双方交流。

· 无论你感到多么焦躁，也不要随便做出个人评论，甚至主观推测对方对自己的评价。

· 在回应对方的同时，确认自己已经听清楚他们所说的话。否则很容易先做后想。

要站在建立共同信任的立场上。

批评和抱怨

应对批评和抱怨的关键就是正确地承认自己的缺点，而不是夸大或低估它们的重要性。不过当一个人情绪激动时可能很难做到这点，而且当一个人陷入愤怒时，对他来说，用语言来表达自己的看法可能更加困难。一些认知疗法在这里可能有所帮助。比如，当一个人告诉你，他们对你所做的事感到很满意，并说"谢谢你的帮助，你真是考虑周到"时，你会宽泛地认为他们对你的性格做出了评价吗？作为受到批评的人（"你真是考虑欠妥。你怎么能这么不小心呢？"），或者因为遭到抱怨而大受打击，感到自己不被接纳时（"你怎么这么邋遢、不小心、记性差、效率低"），很多人（尤其是社交焦虑者）会认为这些评价都是真实的，就好像这是别人经过深思熟虑对他们做出的整体性的判断。但每个人都有做错事、马马虎虎或者冒犯别人的时候，这并不意味着他就是一个反面角色。相反，那些帮助他人、考虑周到或待人亲切的人也不都是正面角色。无论好坏，因为一件或少数几件事而评价一个人是不恰当的做法。

当你成为遭到批评和抱怨的人时，最好拒绝被别人贴上标签，接受符合事实的批评并进行合理的道歉。

如果你能够对自己做到公平公正的话，这么做是非常有帮助的——想象一个公正无私的法官会怎样说，而不是心里的批评家或社交焦虑者的声音。一句"很抱歉使你感到不安，我的本意并非如此"通常就足够了。

如果你站在问题的对立面，想要批评或抱怨他人，需要在心里面记住以下三点：

1.弄清楚自己要说的话。尽可能简洁地陈述自己的看法而不是长篇大论。这意味着你要坚持事实，而不要对其他人的感受、态度或看法做出无端猜测。"你的车今天又停在我的出口前面了。""这周我把咱们两个人的家务都包揽了。""如果没有得到建议、训练、支持的话，我的经验不足以完成这个工作。"

2.**陈述你自己的感受或看法**。诚实地说出困扰自己的事情，不要被情绪所左右："我需要把自己的车开出去，你的车挡住我了。""我觉得你把我做的事情当成了理所应当。""我需要照顾家人，因此得在5点30分下班。"

3.**具体说出自己想要的是什么**。要求对方做出具体的改变。一次只提出一个要求。"请你把车停在别的地方好吗？""你现在可以帮我一下吗？""要是有人能接管一下管理工作，我就能做好这件事。"

这些"原则"不仅很容易遵守，实际上也是非常有效的，因为它们可以使当事人在情绪激动或局面很难控制时立刻跳出争执，在公平的基础上展开谈判。

分歧和争执

当分歧和争执不可避免时，我们需要知道该如何应对它们。情绪激动时，一个人很难冷静思考，非常容易不顾后果，冲动行事。随后这可能会给他留下伤口。下面的一些建议可能比较难以遵照，但是你如果能记住它们，会得到非常大的帮助。它们值得你用心记下或记录在笔记本中，并勤加练习。如果你能将它们变成你的第二天性，可以避免未来的很多困境。下面是一些主要原则：

- 想清楚困扰你的是什么,困扰别人的又是什么。询问自己并说出答案。"我生气是因为你把我忽视了。"
- 站在不同的立场上想问题,而不是假设你自己是正确的而另一个人是错误的。即便某一方真的有错,这个方法也非常有效。
- 注意控制事态,即情绪、威胁,或表达方式。通常当人们在表面上很生气时,心里也会感到害怕或受伤。注意到这些情绪有利于更好地解决问题。

表格12.2:公平竞争的原则

- 紧扣主题。一次抓住一个问题,不要翻旧账。
- 摒弃极端词汇:"你总是忽视我说的话。""你从来都做不到尽职尽责。"
- 休息一下,让自己冷静下来。不要赌气地夺门而出,解释自己正在做什么。
- 思考你在这场争论中的角色是什么,不要因为自己的情绪责怪他人:"我因为……而生气",而不是"你使我暴跳如雷"。
- 不要往伤口上撒盐。这会使你更难原谅和忘记。
- 责怪和威慑他人会使你情绪过激,而不是解决问题。

赞扬

赞扬会导致尴尬,进而造成困扰。虽然你因受到赞扬或崇拜而脸红时有可能感到开心,但是你也可能感到尴尬,希望自己能够藏起来,就好像自己面对的不是称赞而是威胁。为什么赞扬会使一个人感到威胁呢?其中一个原因是赞扬会使人成为焦点,而成为焦点与过去的威胁通常紧密相连。虽然在这个场合中,成为焦点的是积极的而非消极的。另一个原因就是对赞美的回应涉及"传统"礼仪，就好像需要使用一套标准化的"客套话"，即：存在正确和错误的回应方法。一个人要是不知该如何回应，可能会感到非常迷茫。

社交焦虑者可能会因此养成一种拒绝他人赞美的习惯："这个旧东西？我好几年前在市场里买来的"，"我只是照着烹饪书做而已"，"多亏了别人的帮助，我自己没做什么"。除此之外，还包括其他任何可以转移注意力的回应。他们可能害怕接受赞美后变得骄傲自满，理由就是如果自己太过自负的话，会招致别人的批评。

一些人很难承认别人的称赞是真诚的，而非拍马屁或另有所求。他们也很难优雅地做出回应。一个学习如何回应的方法就是（真诚地）赞美别人，并学习他们是如何做出回应的。思考哪种方式是正确的，并去尝试它们。不要拒绝他人的赞美或一笑置之，而要像接受其他的礼物那样接受它们。问问自己，如果相信这些赞美的话，自己能够产生什么改变。

找到平衡点

如果说坚持己见的前提是对自己和他人公平公正，那么我们就需要总结本章有关"寻求平衡点"的主要方法。表格12.3中列举了一些，你可能需要根据自己的情况做出补充。

这样做的目的不是建议大家成为"墙头草"，也不是建议大家成为优柔寡断，总是固执己见的人，而是要帮助大家保持真实的自己，既不控制别人，也不需要被别人控制，这两者都是极端的情况。采取极端方式的危险就是很容易从一个极端滑向另外一个极端，这样就更难找到"折中之法"。这种极端想法往往涉及"全或无"的想法（我做的一切要么全都没用，要么全都很好），或者非黑即白的想法（别人如果不喜欢你，就一定讨厌你），或者情绪两极分化（恋爱时感觉非常自信，单身时则感到极度悲伤、无能或被人抛弃）。

表格12.3：平衡行为：坚持自己的意见但不采取极端行为

· 感兴趣，但不太过好奇（好管闲事）。

· 将注意力放在内心的感情上；相反地，将注意力全部放在他人身上。

· 说话与聆听。

· 一方面搜索信息，另一方面公开信息。

· 只谈论感受；相反地，只谈论事实。

· 认可过去的事情对你产生的影响，但不要完全被它限制。

· 一方面保护自己，另一方面当情况非常恶劣时要讨价还价。

· 暴露自己的一些隐私；相反地三缄其口，不泄露自己的内心或使别人有机可乘。

· 在被动和激进之间找到折中之法。

13

遭受欺凌的后遗症

很多社交焦虑者都曾有过黑暗的经历，他们曾经被欺凌过，并且偶尔仍会回忆起当时的痛苦。欺凌会给一个人留下长久的阴影。虽然目前并没有明确的证据表明欺凌会使人成为社交焦虑者，而且几乎所有人（无论他们当时是否社交焦虑），都曾经在人生中的某一个阶段遭受过欺凌，它造成的结果对社交焦虑者来说尤其难以应对。本章的内容可以分成两个部分：本章首先介绍了可能与社交焦虑有特殊关联的欺凌的后遗症，然后提供了一些克服该问题的方法。

有关欺凌的一些事实

欺凌在很多书中被定义为"原始"行为，意思是欺凌是人类的一种本能，通常是为了隐藏自己的弱点而控制别人。如果你成了首领的话，就可以为所欲为，而其他人则不太可能主动攻击你，尤其是当你拥有自己的追随者（或仆从）时。

欺凌可能发生在人生的任何阶段。它可能发生在童年期，也可能发生在成年期，可能发生在家中，也可能发生在工作场合。欺凌发生在世界的任何一个角落。甚至我们可以说，每一个人可能都或多或少地欺凌过他人。难道有人终其一生都没骂过别人，或是处心积虑地凌辱过别人吗？但是从理论上来讲，成熟的人很少会这样做。他们不需要这样做，部分原因就在于他们已经弄懂了协商以及合作的方法，能做到与他人互相关爱，不再需要通过控制别人来保障自己的权益。他们已经学会留意并回应其他人表现出的焦虑情绪。他们已经将对别人的关心内化，如果他们做了使别人（尤其是那些他们关心的人）痛苦和焦虑的事，他们会感到很难过。

与欺凌相反的是对自己以及他人都抱有公平的态度和同情心。关于坚定意志的方法我们在上一章已经介绍过了一些，而另外一些是由那些认为欺凌是完全不必要的人所运用的。当一个人很难，甚至不可能反对一群人时，就会承受不得不改变自己的压力，这时欺凌就会发生，它的作用可比坚定的意志大多了。

欺凌有时是明显的，有时则不那么明显。其程度也大相径庭，有时无关痛痒，或多或少带有嘲笑的色彩，但有时却是恐吓或迫害。威胁和嘲笑是最明显的欺凌行为，其他较为不明显的欺凌行为一开始很难辨认。这涉及对别人挑挑拣拣，或通过某种方式"孤立"一个人；探听一个人的隐私并泄露给他人，或者违背他人的信任；排挤他人（尤其是处于领导地位时）；全盘否定一个人，而不仅仅是针对他做的某一件事或说的某一句话；破坏别人的计划或活动；提出无理的要求；散播谣言，讽刺或操控他人；等等。很明显，欺凌并不是单一的，它涉及各种语言或行为。欺凌的目的是控制或孤立他人，从而使自己脱离被欺凌者所在的集体。欺凌的手段通常是恐吓和羞辱。

网络欺凌指的是一个人通过电子通信手段，例如电脑或手机去恐吓、嘲讽某人或令某人难堪，网络欺凌的手段可以是上述行为中的任意一种。网络欺凌可以匿名进行。它非常迅速、24小时不间断，能将魔爪伸向全球任何一个使用电子通信的角落。网络欺凌发生得比任何传统暴力手段都要频繁，有时会对受害者造成巨大危害，这有可能是因为网络欺凌能够被更多人看到，而且会在网络上留下永久的记录。研究者已经证实，在使用电子设备进行网络欺凌时，施暴者的怜悯心通常更低，也更难觉察自己行为的不道德性，更不容易感到内疚和惭愧。12 ~ 19岁的青少年承认在使用脸书一类的社交媒体时，他们更粗鲁、更喜欢撒谎、更不成熟、更夸张、对别人更不尊重。他们也承认自己认识的人中有一部分会在网络上发表一些面对面时说不出口的言论，而且态度异常冷酷。

在此我们有必要再强调一遍，目前还没有任何证据表明社交焦虑与遭受网络欺凌之间存在联系，很不幸，欺凌行为在全世界范围内的所有社交群体中都很常见。但是电子通信手段为社交焦虑者提供了认识其他人，结交新朋友，交流兴趣爱好和寻找人生伴侣的崭新机会。电子通信并不完全是消极的，对我们来说，学会保护自己，防止受到电子通信带来的消极影响是很重要的。

欺凌造成的一些影响

欺凌的程度有深有浅，有时比较轻微，有时却非常可怕。严重的欺凌可能会带来巨大的压力，影响一个人生活的方方面面：感情、情绪、身体以及第3章描述的不同程度的认知及行为。比如，欺凌非常令人恐惧，但它也可能使一个人感到生气、愤怒、失望。当找不到出路时，一个人还会感到悲观和无助。它令人全身紧张、烦躁、坐立不安，甚至有可能出现焦虑症状，比如发抖或出汗。

只要人们是清醒的，内心就会被恐惧占据，不断地盯着有可能出现的"危机"，对未来以及头脑里有关焦虑经历的意象或记忆感到惶恐不已。到了晚上他们可能会因噩梦而难以入睡。这些经历还可能影响他们的日常生活，妨碍他们做自己想做的事。

不过欺凌所造成的影响因人而异。有些人并没有留下长期的阴影，而另外一些人却会受到极大的伤害，并形成长久的伤疤。当然，欺凌的程度越严重，影响就越大。另一个重要的影响因素则是欺凌对受害者的意义。在遭受欺凌的过程中一个人所获得的信息在日后可能会造成长久的影响。比如，假如你在学校时因为不能很好地发出"r"和"s"两个音而遭受嘲笑，其他人找碴儿可能会影响你对自己的看法。另一方面，欺凌也会使你对自己产生怀疑，你的信心也会发生动摇。

表格 13.1：欺凌对与社交焦虑有关的特征的影响

对信念的影响，比如：

· 我如果做自己的话，是不会受人欢迎的

· 我不属于他们

· 人们会拒绝我

· 没有人是值得信任的

对猜想的影响，比如：

· 我必须得到别人的认可，否则就会被孤立

· 唯一可以避免被欺凌的方法就是主动欺凌别人

· 如果我让别人了解自己的话，就会被他们占便宜

· 最好不要与有权有势的人发生争执

对注意力的影响，比如：

· 注意到别人皱眉、批评或评论自己的迹象

· 检查自己是怎么走过来的

对行为的影响，包括安全行为和躲避行为，比如：

· 自我保护，包括隐藏自己的"弱点"，蹑手蹑脚

· 试图取悦他人，得到认可，试图做"正确的事"

· 喜欢独处，不与他人互动或避免参与社会交往

· 按照别人的期望行事，比如，隐藏自己的愤怒

对自我意识和自我觉知的影响，比如：

· 在意自己的外貌、语言或行为

· 确保自己永远不会说冒犯别人的话

· 很容易感到尴尬，比如在谈论私人感情或需求时

你对发生的事的看法决定了你之后形成的信念和猜想，它们在未来会对你产生影响。这就是为什么欺凌与之前所描述的社交焦虑的症状有如此紧密的联系。表格 13.1 解释了二者产生联系的过程。

社交焦虑者对自己和他人的看法通常与遭受欺凌时获取的信息有关。社交焦虑主要出于担心受到评价或指责，于是社交焦虑者害怕自己会做出一些尴尬或招致嘲笑的事情。而欺凌本身就是一个带有评论和指责，并公开羞辱受害者的过程。因此欺凌有时会导致社交焦虑，所以问题当然更难得到解决。

对欺凌的反应

很多人在遭受欺凌时会责备自己，仿佛他们已经将他人的指责、咒骂或嘲笑内化并吸收，最后信以为真了一样。当然，这些信息可能反映了一部分真相，比如一些儿童会因为自己的体重、外形，甚至其他一些自己不能改变的特征而遭到欺凌，但这并不能为欺凌行为辩护。欺凌者以及欺凌机制才是我们应该责备的。因此，如果你遭受了欺凌，不应该认为这是自己的过错。

你也不应该因为没有防止欺凌行为的发生而责备自己。我们发现，一些应对欺凌的方法有时候反而会加重问题。如果你尝试过这些方法但并没有成功，这并不意味着你软弱、愚笨或缺乏勇气。这些方法包括：

- 解释或辩护自己的行为

- 寻求别人的认可，取悦伤害你的人

- 辩护或维护自己

- 以牙还牙，或全力反击

- 不计较这件事——忽视它或不采取任何行为。

如果人们告诉你应该防止它的发生，以牙还牙，或者他们认为你在自找麻烦或者在某种程度上应受惩罚，你要明白这些都是错误的。再强调一次，犯错误的是欺凌者而不是受害者。

理解欺凌行为

在这个时候，对欺凌他人的儿童采取理解的态度并非是错误的。欺凌者本身往往处于弱势，甚至得不到周围人的支持。

由于强烈地感到自己受到了孤立，而他们在天性上需要他人的接纳和认可（尽管有时这并非是必要的），他们只能采取原始的方式来应对自己的感情。他们通常会选择那些在某些方面威胁到自己的人作为目标，比如，那些比自己聪明、有能力或更被他人接纳的人。这就是为什么学校和公司需要制定明确的措施应对欺凌，从而帮助欺凌者和受害者以更加成熟的方式应对面前的挑战，确保他们能够得到需要的帮助和支持。

对网络欺凌的研究表明，在不进行面对面交流的情况下，一个人更容易用不友善或冷酷的态度对待他人，更难区分谣言和真相，并且更容易将别人视为没有感情的计算机程序。在与他人面对面交流时，一个人还会获得解读对方言辞的语境，这对于理解他人的情绪和反应是很重要的。语境包括眼神交流、语音语调、形态动作、肢体语言以及肢体接触。如果没有这些的话，信息交换就会被部分非人化（Dehumanise）。

克服欺凌造成的长期影响

本节传达的主要信息就是："你可以做真实的自己。"我们在第 1 章已经提到过，许多社交焦虑者都与他人一样具备令人钦佩和赞赏的特质，你没有必要在自己或他人面前隐藏这些特质。你需要学习如何表达并发挥这些特质，更加主动和自信地与他人进行互动，这反过来也能提高你对自己和他人的信任度，令你确信别人不会操纵或控制你。恰当地运用本书第二部分中介绍的方法，并结合第 12 章中有关坚持己见的方法，有利于你更好地消除欺凌造成的影响。

下面的内容主要起提醒作用，旨在帮助你摆脱早期遭受欺凌的经历带来的影响。

回应内心的批评之声

你有没有偏爱某一种贬低自己的方式，比如"我很糟糕"或者"我是个傻瓜"？欺凌带来的一个坏习惯就是自我批判，甚至重复自己之前听到的评论。尝试回忆欺凌者对你说过的话，仔细思考你在这个过程中得到的信息。了解欺凌的本质，从而将你自己从这些旧的评论中解脱出来：欺凌是一种原始的行为，它发生的原因与你当时或现在的观念、价值以及是否被他人接纳毫无关系。当你做出困扰自己的事时，你需要评价的是自己的行为，而不是自己本身是一个怎样的人。不要给自己贴上标签或一概而论，否则你很可能过于重视自身的某一方面或行为。

打造你的积极观点

内部的批评之声会逐渐驱散一切积极的事物。它们会躲起来。你再也无法找到它们，因为它们消失在你的目光中了，而不是不复存在了。因此尝试用鼓励代替批评吧，自己想被怎样对待，就怎样对待别人。怀有同情心和正义感，对自己友善一点儿。提醒自己，你值得别人用同样的方法对待。时不时对自己好一些（包括思想和行为上的鼓励或奖赏），并且利用下面方法中的一种来建立你自己的积极意象。

- 写下你的优良品质

- 发现并培养你的长处

- 不要将自己和别人比较

- 寻找（或记下）其他人对你的积极的评价

- 对其他人说一些积极的话

- 当事情发展得顺利时，在内心形成一个属于自己的积极意象。时常在内心发掘这种想法

- 想一想你做出的改变，或解决的问题

寻找触发因素

任何事物都可能使你回忆起曾经发生在自己身上的糟糕事：他人的行

为，某种说话的腔调，与欺凌者相似的体貌特征，身边存在强壮、有控制欲的人或是地位比你高的人，各种情景、声音、气味，等等。

一个人头脑里的记忆和意象很容易被某种事物激发，并带来强烈的情感。它们悄无声息地出现，却稍纵即逝，可能还会唤醒某种熟悉的感觉，比如害怕、自卑、弱势，而你却不知道它们是由什么引起的。比如，如果你在童年时遭到过冷遇、孤立或忽视，长大后便很可能因为在某个场合中遭到忽视而出现相似的感觉，比如试图吸引一个忙碌的销售员或服务员的注意时。

思考你的习惯性反应是如何致使问题持续发展的

想象一下，如果你得到了诸如向别人过多地暴露自己是一件很危险的事的教训，就可能会形成不动声色、面无表情的习惯。遭受欺凌时，这样的反应虽然可以帮助你避开一些攻击，但也有可能演变成一种习惯，并在之后招致他人的误解。很多人虽然内心温柔细腻，但由于形成了隐藏自我的习惯，所以被他人误认为是冷漠和有距离感的人。这些印象可能与事实大相径庭，以至于人们很难认清事情的真相。这些习惯仿佛建立在过去的假想上：如果我让别人看到自己的反应，就会在未来面临风险。

但它们也会使别人产生误解。虽然你一开始可能会感到有风险，但是表露自己的敏感性和反应性有助于别人为你带来温暖，并能使他们认识到自己一开始对你产生的冷漠和有距离感的印象是错误的。

这里的主要观点就是，你在遭受欺凌时形成的应激反应很可能会使问题不断持续下去。仔细思考你最初是如何做出反应的。想想你为了保护自己学到了什么，并将其暂时搁置。看看这样做有没有使你更加自信地接受挑战，并轻松地做真实的自己。

再次检验你对自身观念和价值的看法

欺凌通常会使一个人认定自己是没有价值的（就好像自己一文不值）。如果你的情况正是如此，那么就需要改变自己的看法了。在遭受欺凌时一个人很容易会相信这些信息。在年幼时，你很难不去相信别人对你的评价，因为在遭受欺凌时，这些评价被一再重复或强调。你需要记住，你的价值不是由别人对你的看法（无论好坏）决定的，尤其当这些看法来自他人的欺凌时。

建立援助机制

曾经遭受他人奚落的人需要在之后重获肯定。最后，认识到自己具有优点、积极的性格特质、天赋、技能、喜好和兴趣可以为信心的重建提供坚实的基础。没有哪个人能替你把这项工作包揽下来，但是拥有一个援助机制无疑是非常有帮助的。如果身边有人在支持你的话，你可能就不会感到那么孤单和无助了。让别人知悉你的想法、感觉和需求，是寻找共同点（共同的观点和态度，甚至是相似的童年经历）的方式之一。

培养社交习惯

关于其他人，你还有很多要学的东西——他们都互不相同。这说明你和他们合作的机会越多，相处的时间越久，一起参加的活动越多，你就越了解怎样才能轻松而自信地和他们聊天（甚至不用和他们聊天、吃饭、看电影或遛狗）。你也越容易知道他们的情绪，以及他们是如何表达自己对某件事的好恶的。如果你更倾向于通过网络与他人互动，最好也要加强在现实生活中的互动。校园欺凌和社会焦虑都会给一个人带来极大困扰，如果想克服这些困扰，面对面的交流是不可替代的。

总结

在克服欺凌造成的长期影响的过程中，寻求平衡点的理念对你会有帮助——在取悦他人和取悦自己之间寻求平衡，在寻求他人认可和削弱他人的影响之间寻求平衡，在追求自己想要的东西和为他人的愿望牺牲自己利益之间寻求平衡。为了找到更加符合你自身情况的方法，并建立自信心，你可以尝试第9章中介绍的微型实验。之后你可以尝试不同的事物，并仔细思考其结果如何。正如本书开头介绍的那样，你完全可以做真实的自己。你只是需要知道如何更加自信并从容地做到这一点。

重点内容

· 欺凌可能会对人造成长期的影响，对于社交焦虑者来说，这些影响尤其难以克服。

· 如果你曾经遭受过欺凌，你要明白那并不是你的错。这也不意味着没能阻止欺凌发生的你，是软弱或无能的。欺凌是一种"原始"行为，它是某一集体的领导者控制别人的最有效手段。

· 为了克服欺凌所造成的影响，你可以尝试：

· 回应内心的批评

· 打造你的积极观点

· 寻找触发因素

· 思考你的习惯性反应是如何致使问题持续发展的

· 再次检验你对自身观念和价值的看法

· 建立援助机制

· 培养社交习惯

· 通过微型实验在受人控制和为保护自己而远离他人之间寻求一个平衡点

14

放松与正念

焦虑和担忧使你精神紧张，而紧张能引发一系列不适反应：它能导致身体的疼痛、不适、疲惫和易怒，拖垮你的身体或使你精神紧张，并很快耗尽你的精力。放松对一个人来说非常有帮助，但做到这一点并不容易。

社交焦虑还可能伴随着对将要发生的事件的恐惧，预感自己将会感到的恐惧，猜测其他人的想法，还会进行事后反思。正念法要求人们将注意力放在当下，即当前发生在身边的事情。这样做能将你的注意力从焦虑的思维中抽离。正念冥想使你将注意力统统放到自己身上。这一方法已被证实对那些同时遭受多种焦虑症（包括社交焦虑）困扰的人群非常有效。就像放松法一样，你可以将这种方法和我们介绍过的其他策略相结合。

现在市面上有大量与放松法和正念法有关的书籍、影像资料和网站。各地也有很多有关课程，比如你在本地的健康或娱乐中心可能会找到适合自己的课程。马克·威廉姆斯（Mark Williams）和丹尼·潘曼（Danny Penman）的书可以成为你学习正念法的良好起点。下一节中关于渐进式肌肉放松法的简要介绍为你学习放松提供了非常好的开端。

放松是需要学习的

如果放松是件自然而然的事，生活会容易得多。但对于很多人来说，情况并非如此，这就是为什么我们需要投入精力来学习如何放松。放松是一个技巧，如果你想使自己擅长这个的话，就需要学习并勤加练习。

其中的一个问题就是，放松并不是一件单一的事，它包括方方面面。其内容如下：

- 一种态度：举重若轻、淡定从容
- 一种生理技巧：学习如何鉴别并消除生理紧张
- 一种习惯：形成令自己放松而非紧张的生活习惯
- 一种滋补品：令你身心放松的方法，它非常有趣，能激励人心并使你感到轻松愉悦

大量研究表明，人们发现放松对自己非常有帮助，却很少会去比较不同的放松方式。因此，你需要选择使你感兴趣的放松方式，并坚持下去。不管你选择何种方式，最好通过以下4个步骤学习如何放松。首先，你需要做好准备，不要让自己分心；其次，你需要练习放松，这样你才能知道自己接下来该怎么做；再次，你需要有意识地应用自己学到的知识，这样才能知道如何通过它们来帮助自己；最后，你应该延伸自己学到的知识，帮助自己建立一种放松的生活方式。这4个步骤有利于你充分利用放松的方方面面。下面介绍的是一种渐进式肌肉放松法。

第一步：准备

　　腾出一些时间，并寻找一个舒适的训练场地。一开始你每天至少需要训练半个小时。如果你工作繁忙或生活缺乏条理性，可能难以持之以恒。你需要确保自己在训练过程中不受打扰（开始训练前你需要关闭手机），训练场地对你来说足够舒适和温暖。很多放松的训练都需要坐下或躺下来完成，但你如果选择在晚上躺在床上进行，就很容易在这个过程中睡着。尽管你可能想以此来促进睡眠，但是你最好在清醒时进行放松训练，这样一来才能更好地集中精力，学习一些新的知识，比如：如何区分自己的状态是放松的还是紧张的，如何发现紧张的征兆，更重要的是，如何消除紧张感。

　　达到舒适的状态之后，你需要将注意力放在呼吸上面，尽可能舒缓并放松地呼吸。放松的呼吸是缓慢并富有规律的，当你达到深度放松的状态时，可以感觉到自己的肚子随着呼吸一起一伏。紧张的呼吸则浅且急促，你会感觉到自己的胸部随着呼吸一起一伏，有时速度很快。一种了解自己的呼吸状态的方法就是将自己的一只手放在胸上，将另一只放在肚子上，看看哪个部分起伏得更加厉害。当你放松地呼吸时，会发现自己放在胸部上的手几乎没有动。

　　当你呼吸紧张时，可以有意识地逐渐降低呼吸频率。你可以通过数数来控制自己呼吸的频率，比如："一千，两千，三千……"确保自己在下一次呼气时将胸腔里的空气全部排出去。你也可以在呼吸的同时，对自己说一些话，比如"放下"，从而使自己变得更加轻松。

　　当你在学习如何放松时，需要依照自己的节奏。不要急于求成，如果你失去耐心或过分担忧的话，很容易事倍功半。

第二步：练习

你可以先使肌肉紧张，再一个接一个地放松每一组肌肉。这个方法非常有效，原因就在于你在紧张时很难遵从"放松"的指令，很容易将注意力集中在身体的某一部分，从而使原本就紧张起来的肌肉更加紧张。这样做，比如，握紧你的拳头，可以使你立刻注意到紧张起来的肌肉。当它们开始变得疼痛时，你可以很容易地释放压力。一开始使肌肉紧张起来，有利于你在之后获得更加彻底的放松。当你放松紧张的肌肉时，甚至可能感觉到血液发生回流，在变得更加放松的同时，你也会感到更加温暖。如果你在放松肌肉的同时呼气，就可以利用身体天生的韵律来放松自己。

基础的训练非常简单。使自己的某一组肌肉紧张起来。保持一段时间的紧张感。之后释放压力。

如果你在释放压力的同时进行呼吸练习，会感到紧张感释放得更彻底。在进行下一组练习之前，给自己一些时间彻底放松上一组肌肉。你可以在呼气的同时告诉自己要放松，释放压力，这样你就可以在二者之间建立刻意的联系。你甚至可以在放松的同时，想象自己的身体在不断地变沉、变松软或变慵懒。

将注意力依次放在不同的身体部位上，重复同一种基本练习。随着练习的推进，你可以将注意力完全放在身体的某一部分，不要等放松感完全消失之后再使下一部分紧张起来。人们通常会从双手和手臂开始，之后过渡到双脚和头部，正如表格14.1介绍的顺序一样。

表格14.1：渐进式肌肉放松法

有规律地进行放松训练有利于你记住每一组肌肉。将你的注意力集中在紧张起来的肌肉上，之后给自己足够长的时间使其放松下来。学习过如何放松后，你能更加容易地感知轻微的紧张感。如果放松某一部分肌肉（比如脖子、后背）对你来说很困难，你可能需要加大对该部分训练的力度。

手：握紧拳头。在放开前将紧张感维持一段时间

手臂：使肱二头肌和小臂的肌肉紧张起来，比如将它们向下压

肩膀：提起肩膀，使它们尽可能贴近两耳

脚：将脚趾头蜷曲起来

腿的前侧：向前踢腿的同时绷紧自己的脚尖

腿的后侧：双脚伸直，脚尖勾起，尽可能使脚跟离自己更远

大腿：下压膝盖的同时使大腿肌肉紧张起来

臀部：将臀部夹紧

腹部：使腹部肌肉紧张起来

腰部：将后背靠在椅子或地板上

胸部：吸气，屏住呼吸，收紧胸部肌肉

肩膀：提起肩膀，使其尽可能靠近两耳，同时吸气

脖子：（1）抬起头，就好像要顶到天花板上一样

　　　（2）低下头，令下颚贴近前胸

嘴部和下颚：双唇紧闭，咬紧牙齿

眼睛：紧闭双眼

前额和头皮：尽可能抬起眉头，就好像试图使其消失在头发中一样

面部：使面部肌肉尽可能扭曲

在进行放松训练时，不要急于求成，否则你可能会感到头晕眼花。给自己留下充足的时间，循序渐进地进行训练。

第三步：应用

没有人能在日常生活中或担心焦虑时永远保持深度的放松。因此，接下来的一步就是学习如何更好地运用所学的方法。要是能在紧张感累积起来之前发现紧张的迹象，你会更容易放松下来。要做到这个，你需要缩短训练的时间，并在更有难度的场合中练习放松的方法。

有很多可以缩短训练时间的方式，比如，在面积更大的身体部分上进行训练（手臂、双腿、身体和面部）；完成前面几个练习，将注意力放在身体的其他部分上，看看自己是不是能够感知它们的紧张感，并将其释放出来；忽略紧张的部分，直接进行放松练习。在缩短训练时间的同时，要想达到良好的效果，就需要进行自我指导，比如"冷静下来"，之后你可以从放松呼吸开始。练习的次数越多，你的进步就越快。当你能够迅速放松下来时，就可以尝试将该方法应用到其他场合中去了。提醒自己每天检查自己的紧张程度。之后你就可以深吸一口气，屏住呼吸，再呼出去，同时放松肩膀，告诉自己要放松。或者将自己的手表设置成每隔

一段时间发生一次振动的模式，这样每次振动时，你都可以进行紧张—放松的小练习。练习的时间越短，频率就应该越高。

如果你觉得身体上的放松练习比精神上的更加容易的话，你可能会发现在练习过程中，有意识地向大脑输送令人放松的意象对你来说更加有效。你选择的意象应该与令你轻松的事物紧密联系。人们选择的意象包括城市里安静的一角、美丽的事物、柔和的天气中静谧的海面或天空、某个温暖又舒适的地方。对于意象的选择并没有什么要求。当你注视这些意象时，要尽量避免将自己的情绪滑向焦虑或担忧，你需要在想象中调动自己的一切感官，这样才能看到、听到、感觉到甚至嗅到你的意象。

如果意象发生改变，你的注意力发生游离，请不要惊慌失措，因为意象并非一成不变。尽管如此，当你的注意力回到令你紧张的事物上时，你需要重构可以使自己放松的意象，从头开始。

在一个更加安静和温暖的地方进行放松训练的话，你会感觉更加得心应手。一旦知道自己该如何做了，坐在桌子面前时，走向某个地方的路上或者吃饭时，你都可以做一些简单的放松训练。能够在日常活动中进行放松练习之后，你就可以尝试在完成更加困难的事情时进行放松练习，比如在打电话时。当然刚开始你肯定不能将这些方法运用到令自己感到极度焦虑的场合中，但是训练得越多，你得到的改善就越明显。尽可能多地应用这些技巧，尤其是当你在某些场合中感到焦虑时。

第四步：延伸

放松不仅仅是一种实际的技能，更是一种态度。这里有一些建议，能够帮助你培养一种放松的态度。

- 选择一种放松的姿势。你喜欢坐在椅子的边缘吗？你手中在摆弄着什么吗？你迫切地想要将头埋在肩膀里，双眼紧盯地板吗？紧张会消耗你的精力，因此，你要尽可能随时随地放松自己的身体。
- 别再匆匆忙忙。这是一种消耗体力的习惯，它很快就会耗尽你的精力。大多数人通常会有条不紊地完成自己能力范围以内的事，这样他们既可以长久保持充沛的精力，又可以遵从自己的节奏。
- 计划做一些令自己放松的事。无论是剧烈的运动（比如修建花园或跑步）还是安静的活动（比如听音乐或看电视），都有利于你放松自我。
- 寻找令你心灵愉悦的活动。你越是享受这个过程，就越感到轻松。
- 分散风险。如果把鸡蛋全部放在一个篮子里，一旦出现危险，你会感到非常紧张。
- 给自己一些放松的时间。放松片刻，比如看半个小时的杂志，或休息一天，或出门旅行。

附录

附录提供了前面章节提到的空白表格。你可以将它们复印下来，利用它们来克服社交焦虑。一项研究表明当人们独自努力时，那些使用书面形式记录的人的效率会更高。因此，在克服社交焦虑的过程中，使用这些工作表更有利于你达到自己的目标。最好复印几份空白的表格并将其中一些放在保险的地方，这样当你需要时，可以随时取用。

市面上不同的书籍中提供了不同版本的工作表。因此，即使本书中某个表格不适合你的情况，你也可以自己制作一份符合自身情况的工作表。首先要确认自己需要的是哪个表格，之后可以进行任何形式的修改。

第一步中的核心问题：识别你的想法

1. 开始感到焦虑时，你心里是怎么想的？之后呢？一切结束后呢？

2. 当时可能发生的最坏的事是什么？

3. 在这个场合中有哪些事是你在乎的？

4. 这个经历对你意味着什么？这反映出你对自己和其他人怎样的看法呢？

表格8.1：帮助你识别想法的想法记录表		
场景 (尽可能表述清楚)	感觉 (可能多于一种)	想法、印象等 (将不同的想法区分开)

第二步中的核心问题：寻找替代方法

- 事实是什么？有哪<u>些</u>与你的猜想一致的证据？有哪<u>些</u>与你的猜想相悖的证据？哪种思考方法最符合事实？你心里的想法并不一定是事实。

- 有哪些可行的替代方法？如果你更加自信的话，会怎么想？其他人会如何看待这种情况？你会对抱有同样想法的人说些什么？关心你的人会怎么说？

- 最糟糕的设想或情况最终可以有多糟？最好的设想或情况最终可以有多好？哪一种最合理或接近真实呢？

- 哪些片面想法会影响你的思想？比如，你会轻易下结论吗？你的想法带有夸张性吗？你会将不同的事情一概而论吗？你会认定未来必然会发生什么吗？你会读心吗？你会将注意力完全集中在事物的消极面以至于忽视其他方面吗？

- 你可以为此做<u>些</u>什么呢？你本人有哪<u>些</u>技巧和策略呢？之前类似的经历对你有什么启发吗？来自他人或书籍的帮助、建议和支持哪些对你有用？你可以做出怎样的改变呢？你如果无法改变目前的处境，能够对此持有开放的态度吗？

表格8.2：用于寻找替代思维模式的想法记录表	
焦虑想法 （一次记录一个）	可能的替代思维模式 （可能多于一种）

表格 8.3：完整的想法记录表

场景 （尽可能详细）	焦虑想法 （将不同的想法分开）	积极的替代想法 （可能多于一种）	感觉的变化 -10~+10	行动方案 （我能做些什么改变呢？）

表格 9.3: 改变行为模式的想法记录表

特定的场景 （设想一个你会使用安全行为的场景）	预测 （如果你放弃保护自己会发生什么？你是怎么知道的？）	实验 （你是以何种方式得知的？你会做出什么改变？）	实际上发生了什么？ （你看到了什么？坚持实际）	结论 （这说明什么？）

改变思维模式的核心问题

· 如果某人和你做了同样的事，你会对他评头论足吗？当某个人怀有这样的信念时，你会对他说些什么呢？

· 你对自己公平吗？

· 你会进行"人身攻击"还是坚持真相呢？

· 你会忘记每个人都会犯错，并偶尔感觉社交焦虑吗？你会忘记没有人是完美的吗？

· 你在忽视你的强项并在意自己的弱点吗？你在忽视自己的成功和友谊，并在意错误和尴尬吗？

· 你会不会陷入偏见？杞人忧天？主观地看待一些事情？使用读心术？感情用事？

· 你会基于自己的童年或青少年经历对事情下结论吗？

· 你还在用别人对你的评价评论自己吗？如果是的话，现在那些指责你的人或人们是谁？谁对你来说最有权威？是其他人还是你自己？

表格10.2：反信念工作表

信念：

你有多相信这个呢（0 ～ 100%）？

搜索计划

事前

1.设想一个对你来说可能具有挑战性的场景

2.你的心理预期或预测（需要与你的信念相符）

3.搜索计划：你需要留意哪些事情？

事后

4.结果：发生了什么？

5.你的结论是什么？

重新思考你的旧信念

你现在有多相信这个呢（0 ～ 100%）？

你想怎样改善自己的信念？

图书在版编目（CIP）数据

无压力社交 / (英) 吉莉恩·巴特勒著；程斯露译. — 北京：中国华侨出版社，2018.10（2023.8重印）

ISBN 978-7-5113-7733-3

Ⅰ.①无… Ⅱ.①吉… ②程… Ⅲ.①社交恐怖症－精神疗法 Ⅳ.①R749.990.5

中国版本图书馆CIP数据核字(2018)第135579号

Overcoming Social Anxiety and Shyness: A Self-Help Guide Using Cognitive Behavioural Techniques
Copyright © Gillian Butler, 2016
First published in the United Kingdom in the English language in 2016 by Robinson, an imprint of Constable & Robinson Ltd., London, an Hachette company. This Chinese language edition is published by arrangement with Little, Brown Book Group, London, through Big Apple Agency, Inc., Labuan, Malaysia.
Simplified Chinese edition copyright: 2018 Ginkgo (Beijing) Book Co., Ltd.
All rights reserved.

本书中文简体版由银杏树下（北京）图书有限责任公司版权引进。
版权登记号　图字　01-2018-6032

无压力社交

著　　者：〔英〕吉莉恩·巴特勒		译　　者：程斯露	
责任编辑：唐崇杰		特约编辑：曹可	
筹划出版：银杏树下		出版统筹：吴兴元	
营销推广：ONEBOOK		装帧制造：墨白空间	
经　　销：新华书店		开　　本：690mm×1000mm　1/16开	
印　　张：17		字　　数：190千字	
印　　刷：北京天宇万达印刷有限公司			
版　　次：2018年10月第1版			
印　　次：2023年8月第3次印刷			
书　　号：ISBN 978-7-5113-7733-3			
定　　价：45.00元			

中国华侨出版社　北京市朝阳区西坝河东里77号楼底商5号　邮编：100028
发 行 部：（010）58815874　　　传　真：（010）58815857
网　　址：www.oveaschin.com　　　E-mail：oveaschin@sina.com

如果发现印刷质量问题，影响阅读，请与印刷厂联系调换。